Dr Bruno ROURE

# DU
# Phlegmon Ligneux
# Chronique

LYON
IMP. RÉUNIES

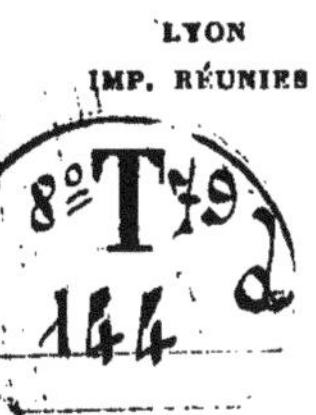

DU

# PHLEGMON LIGNEUX

## CHRONIQUE

DU

# PHLEGMON LIGNEUX



## CHRONIQUE

PAR

Le Dr Bruno ROURE

LYON
IMPRIMERIES RÉUNIES
8, RUE RACHAIS, 8

1907

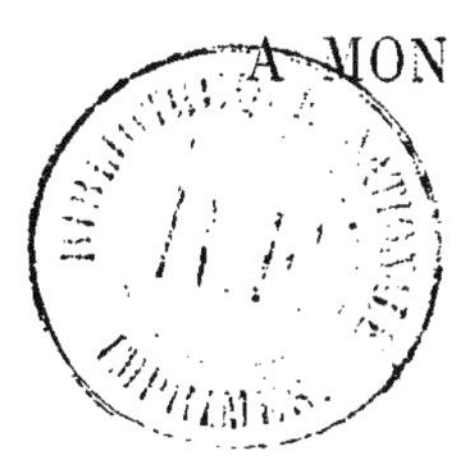

A MON PERE ET A MA MERE

*Témoignage de ma profonde reconnaissance.*

A TOUS MES PARENTS

# AVANT-PROPOS

*Au moment de terminer nos études de médecine, c'est pour nous un devoir de justice et en même temps une grande satisfaction d'offrir à tous nos maîtres de la Faculté et des hôpitaux l'hommage respectueux de notre vive reconnaissance. C'est à leurs savantes leçons à l'amphithéâtre et à leurs sages conseils à la clinique, que nous devons notre éducation médicale.*

*Que M. le professeur* ROLLET *veuille bien recevoir l'assurance de notre sincère reconnaissance, pour l'honneur qu'il nous fait en acceptant la présidence de notre thèse.*

*Nous tenons à remercier également le professeur agrégé* M. VILLARD, *qui a bien voulu faire partie de notre jury. C'est dans son service, à l'Hôtel-Dieu, que nous avons vu les deux malades qui nous ont déterminé à faire notre thèse sur le phlegmon ligneux.*

*C'est M. le docteur* MULLER, *ex-interne des hôpitaux, prosecteur à la Faculté, qui nous a suggéré l'idée de cet ouvrage. Nous tenons à le remercier tout particulièrement pour le concours bienveillant et toujours empressé qu'il nous a prodigué pour mener à bien notre travail. Ce fut pour nous un guide sûr et dévoué.*

*Nous remercions également* M. Gouilloud *et* M. Rafin, *chirurgiens à l'hôpital Saint-Joseph, pour les observations qu'ils ont bien voulu mettre à notre disposition.*

*Nous adressons un souvenir ému à la mémoire de notre excellent ami* Cordier, *externe des hôpitaux, licencié es sciences. Une mort brutale l'enlevait, il y a quelques mois, à l'affection des siens et de ses amis. Son ancien compagnon de travail dans nos premières années de médecine, nous avons pu apprécier sa grande intelligence, son vif amour du travail, son esprit observateur et passionné pour les recherches scientifiques. Toutes ces qualités le destinaient à un brillant avenir. Que ses parents trouvent ici l'expression de nos respectueuses condoléances.*

---

# INTRODUCTION

Nous avons eu l'heureuse et rare fortune d'observer, dans le service de M. Villard, salle Saint-Joseph, à l'Hôtel-Dieu, deux cas de phlegmons ligneux, l'un à l'abdomen, l'autre à la région cervicale. Ces deux cas nous ont paru très remarquables, tant par l'ensemble complet de leurs symptômes que par leur très longue durée. Aussi, aucune thèse sur la question n'ayant encore paru à Lyon, il nous a semblé intéressant d'étudier de près ces deux cas et d'en faire le sujet de notre travail.

Notre but a été simplement d'ajouter nos observations propres aux observations déjà publiées, de résumer à cette occasion l'état actuel de la question, afin de contribuer ainsi à l'étude de ces phlegmons, dont le diagnostic est parfois entouré de grosses difficultés. Et comme les affections qu'ils peuvent simuler présentent ordinairement plus de gravité, et demandent un traitement tout autre, il importe, pour porter un pronostic et diriger un traitement, de bien connaître les causes, la marche et le tableau clinique de ces phlegmons ligneux. Aussi, insisterons-nous surtout sur l'étiologie, les symptômes et le diagnostic. Nous ne négligerons point cependant l'historique et nous verrons notamment que, bien avant la création du terme de phlegmon ligneux par Reclus, en 1893, de nombreuses observations de ces inflammations chroniques avaient été publiées par différents auteurs.

---

## CHAPITRE PREMIER

### Historique.

Bien avant que le terme de phlegmon ligneux fût créé par Reclus, Chassaignac, dans son *Traité de la suppuration* (1859), fait remarquer qu'il existe des phlegmons durs, qui évoluent lentement et durent plusieurs semaines.

Boinet (*Union Médicale*, 1876, page 816) publie un cas de tumeur dure, indolore, développé lentement à la suite d'un léger traumatisme et que deux médecins diagnostiquent kyste de l'ovaire.

Wedryckowski (thèse de Paris, 1879) publie le cas d'une tumeur indurée, du volume d'une tête de fœtus, dans l'hypocondre droit. Gosselin affirma l'existence d'un abcès profond de la paroi abdominale, diagnostic qui fut confirmé par une ponction exploratrice et une incision.

Le Dentu, en 1879, dans le *Dictionnaire de Jaccoud*, signale ces phlegmons durs, à évolution lente, et en cite quelques observations très nettes. « Il y a, dit-il, des phlegmons chroniques, de cause mal déterminée, il y en a de traumatiques. » Comme exemple du premier cas, il cite une de ses malades « qui portait entre la nuque et l'acromion, du côté gauche, une plaque indurée, rouge, sensible à la pression, dont l'apparition remontait à environ trois semaines ». Il fit à sa malade deux incisions, qui donnèrent issue à une certaine quantité de pus. Et la guérison s'ensuivit. Dans une autre observation, le phlegmon chronique s'est développé à la suite d'un traumatisme. Il s'agit d'un jeune homme qui portait au côté droit de la poitrine « une tumeur très dure, violacée, peu douloureuse, dont le malade rapportait le développement à un coup violent reçu plusieurs mois auparavant dans cette région ». On songea à tout, excepté à un phlegmon; et pourtant, au bout de quelques jours, le milieu de la tumeur se ramollit, la suppuration devint évidente, et « un coup de bistouri ouvrit un foyer à parois épaisses et indurées ».

Le Dentu cite encore le cas d'une femme qui portait dans le flanc gauche une tumeur dure, douloureuse, qui paraissait adhérer à la partie postérieure de la fosse iliaque interne et occuper une partie de la région périnéphrétique. « Après avoir passé en revue plusieurs hypothèses, sans oublier le cancer de l'os iliaque, ayant appris que cette femme avait reçu plusieurs mois auparavant un coup violent dans la même région, je soupçonnai une affection inflammatoire à marche lente et j'annonçai la formation probable d'un abcès dans un délai plus ou moins long. Quelque temps après, cette femme rendit un peu de pus par le rectum; au mois de juin, je trouvai un abcès évident là où je n'avais constaté la première fois qu'une tumeur dure et cet abcès ouvert largement laissa échapper une quantité considérable de pus. »

De ces observations, M. Le Dentu conclut : « Qu'est-ce donc qu'une maladie inflammatoire, qui se développe sous une peau exempte de furoncles, et met près d'un mois à aboutir à la suppuration ? Si ce n'est pas un phlegmon chronique, quel nom lui assigner ? » Et dans son *Traité de chirurgie* de 1898, après les observations publiées par Reclus, il lui donna le nom de phlegmon chronique de Reclus.

C'est en effet à M. Reclus qu'on doit le premier tableau clinique de ce genre de phlegmon et l'heureuse expression de phlegmon ligneux, qui traduit leur symptôme le plus caractéristique sans préjuger de la nature de la maladie. A propos d'observations personnelles, M. Reclus en fit une étude d'ensemble, au niveau de la région cervicale (*Gazette des Hôpitaux*, 3 août 1893).

Il inspira sur ce sujet la thèse de Batsère (Paris, 1895), où sont consignées des observations très intéressantes de phlegmon ligneux du cou.

Depuis, les observations se multiplient et nous montrent que l'affection ne se limite pas au cou, mais peut envahir d'autres régions et notamment la paroi abdominale. Ainsi, MM. Reclus et Quenu, en 1896, en communiquent deux cas à la Société de chirurgie.

Duplay, en 1897, publie l'observation d'un phlegmon périombilical, d'une dureté ligneuse. (*Bulletin Médical*, 1897, n° 1.)

Krause, en 1899, rapporte une intéressante observation d'un phlegmon ligneux de la paroi abdominale. (Krause, *Centralblatt für Chirurgie*, 1899, n° 17, p. 506.)

Van Stokum, en 1899, et Jeanbrau, en 1900, voient, à la suite d'une cure radicale de hernie, se développer un phlegmon ligneux de la paroi abdominale. (Van Stokum: XIIIe Congrès français de chirurgie, Paris, 1899.— Jeanbrau : *Nouveau Montpellier Médical*, 1900, X.)

Lucas-Championière, en 1901, en donne une description d'ensemble dans le *Journal de Médecine et de Chirurgie pratique.*

Marion, en 1903, dans les *Archives générales de médecine*, en fait une bonne étude et résume nos connaissances sur la question. Il inspire, la même année, la thèse de Saussié, sur le phlegmon ligneux de la paroi abdominale.

Enfin, à Lyon, MM. Muller et Desgouttes publient, dans le *Lyon Médical*, un cas de phlegmon ligneux de la paroi abdominale, surtout remarquable par son volume considérable et sa très longue durée.

Nous reproduisons, dans le cours de cet ouvrage, un grand nombre de ces observations, notamment celles qui nous paraissent les plus typiques et les plus propres à bien faire ressortir le tableau clinique du phlegmon ligneux.

---

## CHAPITRE II

---

### Étiologie.

*Etiologie évidente.* — Dans notre première observation, relative à un phlegmon de la paroi abdominale, l'étiologie est évidente et ne peut prêter à longue discussion. Le malade a été opéré il y a quatre ans d'une hernie inguinale, un an après, il voit se développer, dans la région opérée, une tuméfaction dure qui se fistulise, et la fistule laisse échapper un fragment de fil. Il n'est pas douteux que c'est le fil de soie qui est la cause de cette inflammation chronique. Cette étiologie se retrouve souvent. Ainsi, nous publions les deux observations de Van Stokum et de Jeanbrau, dans lesquelles le phlegmon s'était développé à la suite d'une cure radicale de hernie. Parfois, il s'agit d'opérations différentes, comme dans l'observation de Saussiè, mais dans tous ces cas, on trouve toujours un fil de soie ou un catgut abandonné dans la paroi, après une opération chirurgicale et qui, formant corps étranger inclus dans les muscles ou le tissu cellulaire, cause une irritation de tous les instants à la paroi abdominale et détermine un phlegmon chronique.

D'autres fois, ce ne sont plus des corps étrangers

introduits dans l'organisme, mais des concrétions, des calculs formés de sébum, de poils, de débris épithéliaux, véritables corps étrangers élaborés par les cellules de l'organisme. Ces éléments peuvent s'accumuler au fond d'un ombilic en entonnoir où ils irritent les téguments. Ils y déterminent parfois des phlegmons aigus, comme M. Tillaux l'a montré (Société de chirurgie, 1895), mais parfois aussi des phlegmons chroniques ligneux. M. Duplay en cite un bel exemple que nous publions.

*Etiologie moins nette.*— Dans les antécédents de beaucoup de malades, on ne peut réussir à trouver qu'un léger traumatisme, comme une chute et un coup, et encore d'une importance tellement minime, qu'on hésite à attribuer à ce petit fait l'origine du phlegmon. (Voir plus loin l'observation de Boinet et l'observation de Reclus.)

Au cou, l'inflammation primitive des ganglions précède souvent le début du phlegmon ligneux. A ces ganglions aboutissent, en effet, les lymphatiques de la cavité buccale, très riche en microbes. A la suite d'une angine, d'une gingivite ou d'une carie dentaire, les microorganismes vont coloniser dans les ganglions et le tissu cellulaire environnant et donner lieu au phlegmon ligneux. C'est probablement cette étiologie que reconnaissent la plupart des phlegmons qui se développent sur la région cervicale.

*Etiologie nulle ou très obscure.* — Il est des cas très nombreux dans lesquels on ne trouve absolument aucun élément étiologique. Aussi, a-t-on longtemps désigné cette variété de phlegmon chronique sous le nom de phlegmon chronique spontané, et M. Le Dentu, qui les décrit longuement dans le Dictionnaire Jaccoud (1879), les appelle phlegmons de cause inconnue.

Ce sont ces cas à étiologie obscure que M. Tillaux regarde comme étant d'origine syphilitique. M. Tillaux fait jouer un grand rôle à la syphilis dans l'étiologie du phlegmon ligneux, à la syphilis congénitale, aussi bien qu'à la syphilis acquise à sa période tertiaire. Nous n'avons pas trouvé d'observation à publier, qui puisse venir confirmer cette hypothèse. C'est cependant l'opinion de Tillaux, qui a observé un certain nombre de ces phlegmons ligneux et qui s'appuie, de plus, sur l'opinion de Nélaton, pour dire que ces phlegmons ligneux sans cause apparente sont de nature syphilitique.

---

## CHAPITRE III

### Pathogénie et Bactériologie.

De toutes les observations que nous publions, il ressort que le phlegmon ligneux présente des caractères tout à fait spéciaux. Son étiologie est très souvent obscure, son symptôme caractéristique, la dureté de bois ne se voit point dans les autres variétés d'inflammation, son évolution est très lente et sa durée très longue. A quoi tiennent toutes ces particularités ? Tiennent-elles à la région ou à l'individu, ou sont-elles dues à un microbe spécial ?

Pour Batsère (*Phlegmon ligneux du cou*, thèse de Paris, 1895), ces allures spéciales sont dues, en grande partie, à la disposition anatomique de la région. « Nous sommes persuadé, dit Batsère, que l'aspect particulier de cette variété de phlegmon et surtout un de ses caractères principaux, nous voulons parler de l'induration, relèvent en partie de la disposition anatomique de la région... D'après la disposition particulière des aponévroses du cou et en raison de l'abondance des ganglions et du tissu cellulaire, nous pensons que l'agent infectieux de cette variété de phlegmon trouve au cou les conditions anatomiques requises pour la production d'une tuméfaction étalée, avec induration continue. Les aponévroses, participant à l'inflammation, deviennent rigides et brident les muscles dont elles limitent la distension par leurs adhérences. De plus, l'infection, se faisant lentement et de proche en proche dans le tissu cellulaire, se trouve de plus en plus enserrée entre les plans aponévrotiques, et produit ainsi cette dureté si nette et si frappante. Mais pour que cette théorie soit possible, ajoute Batsère, il faut admettre la nature spéciale de l'agent infectieux. »

Nous reviendrons un peu plus loin sur cette nature spéciale du germe pathogène. Pour le moment, nous ferons remarquer que le travail de Batsère, inspiré par M. Reclus, date de 1895. M. Reclus venait alors de publier plusieurs observations sur une forme spéciale de phlegmon de la région cervicale, qu'il appela phlegmon ligneux. Les phlegmons chroniques du même genre, qu'on peut observer dans d'autres régions, notamment à la paroi abdominale, n'avaient pas encore attiré l'attention. De là, probablement, la théorie de Batsère, qui, les croyant spéciaux à la région cervicale, cherchait la raison de leur induration dans une disposition particulière des aponévroses du cou. Aujourd'hui, que nous savons que la région cervicale n'a pas le privilège de ce genre d'inflammation chronique, nous sommes obligé de chercher une autre explication.

MM. Reclus et Reynier incriminent le mauvais état de santé du sujet. Les symptômes de notre phlegmon ne seraient si spéciaux que parce qu'il évolue chez des malades, débilités ou cachectiques, vieillards, alcooliques, diabétiques, etc. « Il ressort de mon souvenir, dit M. Reclus, qu'il s'agissait toujours de vieillards usés et sous le coup de tares viscérales. » M. Reynier est encore plus catégorique : « C'est le terrain, dit-il, qui fait le caractère du phlegmon ».

La question du terrain ne joue certainement pas un rôle aussi important. Dans nos deux observations, relatives, l'une à un phlegmon de la paroi abdominale, l'autre, à un phlegmon du cou, les malades étaient des sujets jeunes, dans la force de l'âge, bien constitués, sans tare organique. Et dans la plupart des observations, nous trouvons noté l'excellent état général du sujet. C'est également l'opinion de M. Marion, qui a étudié le phlegmon ligneux du cou et de la paroi abdominale, et qui fait remarquer « qu'aucun des malades qu'il a observés ne présentait la moindre tare alcoolique, diabétique ou autre ».

Faut-il penser à une inflammation spécifique, analogue par exemple à l'actinomycose ? C'est une hypothèse plausible et qui s'est présentée à l'esprit de plus d'un chirurgien. Aussi, a-t-on fait de nombreux examens bactériologiques, pour tenter de découvrir le germe spécial, cause possible de l'affection. C'est ainsi que M. Reclus avait trouvé dans le pus d'un phlegmon ligneux du cou, un diplocoque difficilement colorable et à allure spéciales.

Krause, de son côté, a trouvé un microbe particulier dans un phlegmon ligneux de la paroi abdominale. Il s'agit de cocci un peu plus gros que des staphylocoques, organisés en petits groupes et se colorant assez fortement. Des cultures pures de ce microbe ont été obtenues et inoculées sous la peau d'un cobaye. Au point d'inoculation s'est montré un abcès dont le pus renfermait les mêmes cocci dont nous avons parlé. Ce pus, ensemencé sur agar et gélatine, donna de nouvelles cultures où on retrouva toujours les mêmes cocci, qui infectèrent encore un nouveau cobaye.

Les caractères de ces deux microbes, décrits, l'un, par M. Reclus, l'autre, par Krause, sont trop différents pour faire admettre leur identité. Celui de Reclus était difficilement colorable et les cocci se groupaient soit en amas, soit en chaînettes. Celui de Krause se colorait fortement et les cocci étaient groupés comme des staphylocoques, par amas de trois ou quatre. D'ailleurs, des examens bactériologiques postérieurs ont montré qu'ils ne sont ni l'un ni l'autre le microbe spécifique du phlegmon ligneux. On a trouvé, en effet, dans les tissus malades, tous les microbes ordinaires de la suppuration (diplocoques, staphylocoques, streptocoques) ne présentant pas de caractères bien spéciaux.

On a voulu, alors, expliquer la chronicité, la torpidité, l'induration et autres caractères du phlegmon ligneux, par une virulence atténuée des microbes qui le produisent. « Il est infiniment probable, dit M. Reclus, que les microbes habituellement ou exceptionnellement pyogènes, qui provoquent ces collections froides, ont perdu leur virulence et leur puissance atténuée n'arrive que lentement, et sans réveiller de réaction organique très appréciable, à produire l'abcès chronique. » Et Marion, avec Saussié, qui adopte ses conclusions « considère, au point de vue pathogénique, le phlegmon ligneux comme dû à l'introduction primitive ou secondaire dans le tissu cellulaire d'éléments septiques, non spécifiques, de virulence atténuée ». Cette théorie est, en effet, plus séduisante que les autres et semble expliquer jusqu'à un certain point, les particularités si tranchées de notre phlegmon; et cependant, nous devons dire qu'elle ne satisfait pas complètement notre esprit, car nous avons l'habitude de voir les tissus réagir tout autrement vis-à-vis des microbes ordinaires de la suppuration, et c'est, croyons-nous, demander beaucoup à cette problématique virulence atténuée, que de lui demander la clé de tous les caractères si spéciaux de notre phlegmon.

Nous n'avons, d'ailleurs, aucune théorie nouvelle à proposer et nous laissons la question en suspens.

---

## CHAPITRE IV

---

### Anatomie pathologique.

*Siège primitif.* — Dans les cas de phlegmons ligneux, qui reconnaissent comme cause un fil de soie ou un catgut abandonnés dans les tissus, lors d'une opération chirurgicale, l'inflammation prend évidemment naissance au point où se trouve ce corps étranger. C'est parfois un muscle, le plus souvent le tissu cellulaire. Van Stokum, dans son observation relative à un phlegmon de la paroi abdominale, survenu à la suite d'une cure radicale de hernie, s'exprime ainsi : « J'ai trouvé, dit-il, la peau et le tissu conjonctif sous-cutané d'aspect normal, mais la couche musculaire fut transformée dans une masse blanche, homogène, dure, criant sous le bistouri, ressemblant aux fibromes de l'utérus ». Ordinairement, cependant, alors même qu'elle est d'origine musculaire, l'affection ne se limite pas à ce tissu, mais se prolonge en tous sens dans la profondeur et vers la peau où elle détermine des fistules. Un autre exemple de phlegmon, à point de départ musculaire, nous est fourni par une observation de Reclus. « Il s'agit d'une malade qui, pendant un accès de toux, s'est fait une déchirure de quelques fibres musculaires du droit antérieur, d'où formation d'un hématome qui s'enflamme et produit un phlegmon. »

Cependant, le plus souvent, le siège primitif du phlegmon ligneux est le tissu cellulaire; de là, le processus s'étend et envahit successivement tous les tissus environnants.

Au cou, c'est le tissu cellulaire ou les ganglions qui sont le point de départ de l'infection. L'inflammation primitive des ganglions du cou est très fréquente. Elle se fait à la suite d'une angine, d'une gingivite, par les lymphatiques qui transportent les germes de la cavité buccale dans les ganglions du cou et le tissu cellulaire avoisinant et déterminent ainsi un phlegmon chronique. Suivant les cas, ce seront les ganglions sterno-mastoïdiens, ou carotidiens, ou périlaryngés, qui seront le plus atteints. Des adhérences se produisent entre les divers plans anatomiques; elles se généralisent à la peau et l'immobilisent.

Un point particulier à notre phlegmon ligneux, c'est qu'il envahit progressivement tous les tissus environnants et ne se laisse arrêter par aucune barrière anatomique. Les aponévroses sont envahies comme les autres tissus, et à travers les aponévroses, les organes qu'elles recouvrent. A l'abdomen, la ligne blanche n'empêche pas la tuméfaction de s'étendre de l'autre côté de la ligne médiane. Dans l'observation de Krause, la tumeur occupait toute la partie gauche de la paroi abdominale et empiétait sur la partie droite. Chez notre malade de la salle Saint-Joseph, la tuméfaction, encore plus considérable, infiltrait toute la moitié sous-ombilicale de la paroi abdominale, s'étendant latéralement jusqu'à deux travers de doigt des épines iliaques.

*Nombre. — Volume. — Consistance.* — Le phlegmon ligneux est formé par une masse indurée unique. C'est même un bon signe différentiel d'avec le cancer de l'ombilic, où on trouve de petites nodosités néoplasiques indépendantes de la masse principale. Mais sur cette tumeur unique peuvent se développer et se développent en général de nombreux petits abcès, soit simultanés, soit plutôt successifs. Le volume est très variable, depuis la grosseur d'une noisette jusqu'au volume d'une tête d'adulte.

*Section.— Examen macroscopique.*— L'incision nous montre que le phlegmon est constitué par un tissu dur, résistant, criant sous le couteau et présentant un aspect lardacé. On se croirait en présence d'une tumeur de nature sarcomateuse. Au sein de la masse sont creusées une ou plusieurs cavités irrégulières; les parois de ces cavités ont un aspect rougeâtre et grumeleux et une dureté semblable au reste de la tumeur. Ce sont là les cavités des abcès que nous avons décrits à la surface de la tumeur. Ces abcès se fistulisent très souvent et laissent s'écouler un liquide le plus souvent formé de sérosité plus ou moins louche. Quelquefois, cependant, il est séro-purulent ou même franchement purulent; d'autres fois, il est sanguinolent. La section de la tumeur, surtout lorsqu'elle est d'un certain volume, s'accompagne d'une assez forte hémorragie. Dans les premiers pansements consécutifs à l'intervention, il s'écoule une très petite quantité de liquide purulent.

*Examen microscopique.* — Van Stokum, qui a pratiqué l'examen histologique, a trouvé une « prolifération de fibres conjonctives, séparées par des lits de cellules, les unes, volumineuses et d'apparence fusiforme. Les fibres musculaires étaient en état de dégénérescence hyaline et les vaisseaux sanguins montraient une paroi épaissie, avec multiplication des cellules de leur endothélium ».

---

## CHAPITRE V

### Symptômes.

*Début.* — Quelquefois, le début est brusque. Ainsi, chez le malade de Marsoo (th. Paris, 1901), la tuméfaction a commencé à la suite d'un mouvement violent du cou en même temps que la tête présentait une attitude vicieuse. Mais c'est là une exception, et ordinairement, le début est insidieux. Le phlegmon ligneux ne se développe que très lentement et il est très souvent difficile de dire à quel moment il a commencé. Nous avons dit qu'il reconnaissait souvent pour cause une opération chirurgicale ou un traumatisme plus ou moins léger; mais entre cet incident causal et l'apparition du phlegmon ligneux, il s'écoule un fort long temps, à tel point qu'on hésite quelquefois à établir une relation de cause à effet entre les deux. Comme exemple bien net, nous pouvons prendre le malade de notre première observation. C'est seulement un an après avoir été opéré d'une hernie que notre malade a présenté les premiers symptômes, d'ailleurs très vagues, de son affection. Il s'agissait de douleurs « dans le ventre sans grands caractères, ne s'accompagnant ni de fièvre, ni de vomissements, ni de réaction péritonéale, ni de modification appréciable de l'état général ». Puis, peu à peu, le malade vit se développer, dans la partie inférieure de la paroi abdominale, une tuméfaction diffuse très dure. Le phlegmon était né. Il avait mis plus d'un an pour devenir apparent.

Notre malade avait présenté quelques douleurs à l'abdomen. Ces douleurs, dans le phlegmon ligneux, sont très rares et leur absence totale est plutôt la règle. Le début se fait alors par l'apparition d'une tumeur indolente, dont le malade s'aperçoit ordinairement par hasard, lorsqu'elle a atteint un certain volume. Si on a l'occasion d'examiner le phlegmon à ce moment, on se trouve en présence d'une petite tumeur formant une surface étalée, sans saillies ni bosselures. On constate que la tumeur est mobile, qu'elle n'est pas adhérente à la peau. On ne sent ni œdème, ni fluctuation et la peau a sa coloration normale. Cette tumeur grossit insensiblement, elle s'élargit, s'étale de plus en plus, puis, augmentant encore de volume, elle se dégage des parties profondes et forme un relief à la surface, appréciable à la vue et surtout au palper.

### PÉRIODE D'ÉTAT

*Signes physiques.* — Le symptôme caractéristique de cette inflammation chronique, c'est une dureté extrême, une consistance ligneuse, une résistance de bois, suivant l'heureuse expression de M. Reclus. Cette dureté présente encore un caractère d'une grande valeur : elle est uniforme, elle est la même dans tous les points, aussi grande à la périphérie qu'au centre. Cette dureté uniforme contraste avec la souplesse environnante des tissus et permet ainsi d'apprécier les limites de la lésion. Cette limite se traduit quelquefois à la vue par un bourrelet plus ou moins saillant. La tuméfaction est devenue immobile, elle adhère aux parties profondes et semble avoir englobé en une même masse solide les muscles et les aponévroses. Son volume et sa forme, nous l'avons vu dans un autre chapitre, sont très variables. Ou bien il s'agit d'une tumeur arrondie, variant depuis la grosseur d'une noix jusqu'au volume d'une tête d'adulte, comme dans notre première observation; ou bien c'est un plastron s'étendant en nappe, allongé ou plus ou moins arrondi, à la façon d'un gâteau de dix ou quinze centimètres de diamètre.

La peau qui, au début, est indépendante de la tumeur, contracte plus tard avec elle des adhérences intimes; elle ne glisse plus sur la tumeur, ne se laisse plus plisser, mais reste complètement soudée à la masse sous-jacente. Sa consistance devient aussi ferme que celle de la tumeur. La coloration, que nous avons vu rester normale au début, se modifie. A ce moment, apparaît d'abord une rougeur circonscrite, qui se diffuse peu à peu et recouvre bientôt tout le reste de la tumeur. Cette coloration est ordinairement plus marquée au centre de la plaque où elle est d'un rouge vif; à la périphérie, elle est rouge sombre et se continue insensiblement sans démarcation nette avec les parties saines. Dans certains cas, cependant, la teinte est uniforme sur toute la tumeur et tranche nettement avec la coloration normale des parties voisines. On trouve alors une peau violacée, vineuse, très caractéristique, qu'on a décrite dans nombre de cas de phlegmons ligneux et que présentait également le malade de notre première observation. A ce moment, la peau devient œdématiée; elle semble à la vue comme infiltrée de sérosité, mais si on recherche l'empâtement, on ne le trouve pas et on n'arrive pas à obtenir le godet de l'œdème.

*Symptômes fonctionnels.* — Ils sont très peu marqués. « Au maximum de signes physiques, correspond un minimum de signes fonctionnels. » (Marion.) Le début du phlegmon ligneux, nous l'avons vu, passe inaperçu du malade. Il ne détermine aucune gène, pas d'élévation de température et rarement de la douleur. Pendant toute son évolution, on constate la même absence de symptômes généraux. A aucun moment, les malades ne présentent de la fièvre ou des frissons. Les douleurs se voient quelquefois, mais elles sont modérées. Mais jamais on ne trouve ces symptômes généraux si graves, cette fièvre, ces frissons, cette céphalalgie qu'on observe à un si haut degré dans les phlegmons aigus, notamment dans les phlegmons du cou.

Quand la tumeur est volumineuse, elle détermine cependant de la gêne. Ainsi, dans les phlegmons du cou, les mouvements de déglutition ne sont plus aussi faciles et s'accompagnent quelquefois de légères douleurs. A l'abdomen, la tumeur, par ses grandes dimensions, peut comprimer les viscères, refouler les organes contenus dans le petit bassin, la vessie, la prostate, les vésicules séminales. On peut alors observer des troubles digestifs, comme dans l'observation de Jeanbrau, ou encore des troubles urinaires, comme dans l'observation de Krause. Dans cette dernière observation, le malade éprouvait une certaine gêne pour uriner, il ressentait un besoin impérieux et n'urinait qu'une quantité insignifiante.

*Marche et terminaison.* — La durée du phlegmon ligneux est très longue. Son début, nous l'avons vu, est difficile à préciser, tant le phlegmon est lent à devenir apparent. Toute son évolution est marquée par cette lenteur à grossir, à augmenter de volume sans déterminer de phénomènes généraux ou fonctionnels. Mais sa marche est continue ; son développement est lent, mais progressif et il a une tendance indéfinie à l'accroissement. Aussi, voit-on parfois des malades, non opérés, présenter des tumeurs volumineuses, comme le malade de notre première observation. Il traina plus de deux ans sa tuméfaction, dont le volume, au moment de l'opération, approchait de celui d'une tête d'adulte.

Le phlegmon ligneux peut se terminer par résolution ou évoluer vers la suppuration.

Quelquefois, il arrive à la résolution complète après un temps plus ou moins long. Dans ce cas, on observe une diminution, une sorte de fonte de la tumeur, qui se traduit par des modifications dans les caractères de l'induration. Celle-ci, en effet, diminue légèrement de la périphérie au centre, son champ se rétrécit graduellement. De la masse indurée, il ne reste bientôt plus que la partie centrale; le reste a repris sa souplesse normale; en même temps, la peau revient à sa coloration habituelle.

Bien plus souvent, le phlegmon ligneux évolue vers la suppuration. Sur divers points de la tuméfaction se montrent alors, en même temps, ou successivement, des abcès de petites dimensions. Ces abcès ne s'accompagnent pas de phénomènes généraux : pas de frissons, pas d'élévation de température, pas de douleur vive. Ils se révèlent seulement au malade par une légère chaleur avec quelques picotements aux points où ils vont se produire. En même temps, ils donnent une sensation de ramollissement, de fluctuation très localisée, qui contraste avec l'induration environnante. Leur ouverture, spontanée ou chirurgicale, donne issue à une petite quantité de pus très séreux. Ils donnent naissance à des fistules qui continuent pendant des semaines et des mois à laisser suinter le même pus toujours très liquide. De temps en temps, elles se ferment et font croire à une guérison prochaine; mais un peu plus loin, un nouvel abcès ne tarde pas à se former, offrant les mêmes caractères et donnant lieu aux mêmes fistules.

La marche est donc lente, souvent entrecoupée de rémissions, suivies de nouvelles reprises du processus morbide. La terminaison est cependant favorable et après une ou plusieurs incisions, l'ensemble de la tumeur diminue et s'assouplit, les abcès ne se reforment plus et la peau reprend peu à peu sa coloration normale.

*Symptômes particuliers à chaque région.* — La description que nous venons de faire s'applique au phlegmon ligneux en général; nous devons, maintenant, signaler quelques particularités propres à chaque région.

*Cou.* — Au cou, le phlegmon ligneux forme un plastron rigide donnant la sensation d'un cancer en cuirasse. La tumeur est absolument immobile; des adhérences intimes l'unissent, d'un côté, à la peau, de l'autre, aux aponévroses du cou et aux muscles et font obstacle à son déplacement. Les mouvements de la tête sont gênés par ces brides fibreuses, ne s'accomplissent plus qu'avec raideur et difficulté. Une fois formé, ce tissu fibreux n'a pas de tendance à disparaître, il continue à gêner les mouvements du cou, qui peuvent ainsi perdre à jamais une partie de leur étendue. Ces adhérences peuvent même s'étendre au larynx, comme dans une observation de M. Reclus. « Alors, les mouvements d'élévation de cet organe ne sont plus libres, à chaque effort de déglutition, la tumeur, la peau et même le sternum et les clavicules sont soulevés. »

La tumeur n'est pas toujours orientée dans le même sens. Dans la région antéro-latérale, elle s'étend verticalement dans le sens du sterno-mastoïdien. Le cou est augmenté de volume et la tête est déviée vers le côté sain. Le sterno-mastoïdien, enserré par la tumeur, ne se révèle plus au palper par le moindre relief musculaire.

Dans la région antérieure, c'est le cylindre laryngo-trachéal qui est recouvert par la tumeur; les divers cartilages ne sont plus distincts les uns des autres. Le cou, dont la base est considérablement élargie par cette tumeur, semble diminuer de longueur et la tête s'enfoncer dans les épaules, tout en conservant sa rectitude normale.

Quand la tumeur siège bien au-dessous du larynx, on observe, ordinairement, quelques légers symptômes fonctionnels. Le malade se plaint de souffrir pendant les mouvements de déglutition et quelquefois d'une façon spontanée. On a noté encore, quelquefois, de la raucité de la voix et de l'aphonie intermittente, sans lésion endolaryngée; ces troubles de la voix ont été attribués aux adhérences que nous avons décrites entre la tumeur et le larynx.

*Abdomen.* — A l'abdomen, le phlegmon ligneux n'a pas de caractères bien spéciaux. Cependant, il arrive parfois à atteindre un volume qu'il n'atteint jamais dans la région cervicale. Il peut égaler le volume d'une tête de fœtus ou même d'une tête d'adulte.

De là une gêne parfois assez considérable et que nous avons signalée en décrivant les symptômes fonctionnels. Rappelons les troubles digestifs et surtout les troubles urinaires, que peut déterminer par compression une tumeur sous-ombilicale.

Le toucher rectal a été pratiqué, notamment par Krause et, pour notre malade, par MM. Muller et Desgouttes. Il a fourni quelques indications utiles. Il a permis de constater que la tumeur bombe fortement en arrière, refoulant les organes du petit bassin et qu'elle présente, dans sa partie intra-pelvienne, la même consistance ligneuse et la même immobilité que dans le restant de sa masse.

*Main.* — Le cou et l'abdomen sont les deux régions de choix pour le développement du phlegmon ligneux. Nous devons citer, cependant, un cas de phlegmon ligneux de la main, publié par M. Marion. « Le fait à trait à une religieuse hospitalière. Au mois d'octobre 1901, en nettoyant un bistouri qui venait d'ouvrir un adéno-phlegmon du cou, elle s'était piquée au médius de la main gauche. A la suite de cette piqûre, le doigt augmenta de volume, devint dur; puis le gonflement et l'induration gagnèrent la paume de la main, l'annulaire et le cinquième doigt. La douleur était, du reste, à peu près nulle et la malade était seulement gênée par la raideur qu'imprimait aux doigts la tuméfaction. Je vis la malade au mois de janvier et pensai à de l'œdème inflammatoire chronique, pour lequel je conseillai des pointes de feu profondes et des pansements antiseptiques. Au mois de mars, il y avait une amélioration; mais pas une guérison complète, si bien que, sur le désir de la malade, je la conduisis chez mon maître, M. le professeur Tillaux, qui ne fit que confirmer le diagnostic et conseilla de continuer le traitement, en ajoutant des bains antiseptiques. Peu à peu, les lésions s'améliorèrent, le gonflement diminua, les doigts reprirent leur fonction et au mois de mai de cette année, sept mois après le début des accidents, la malade pouvait être considérée comme guérie. » (Marion, *Archives générales de médecine*, 27 janvier 1903.)

---

## CHAPITRE VI

### Diagnostic.

Le diagnostic doit être fait séparément pour le cou et pour l'abdomen.

COU

Le phlegmon ligneux se caractérise par une *tuméfaction étalée, formant plastron, avec une peau œdématiée et adhérente, apparaissant et évoluant sans phénomènes généraux ni fonctionnels, persistant des semaines et des mois.*

Ces symptômes nous font éliminer d'emblée les phlegmons et adéno-phlegmons aigus du cou et l'angine de Ludwig, qui s'accompagnent de symptômes généraux et fonctionnels très accusés.

Le fait que nous avons affaire à une tuméfaction étalée, formant plastron, avec une peau immédiatement adhérente et présentant de l'œdème, nous permet de le distinguer facilement des tumeurs chroniques de la région cervicale (nous prenons le terme de tumeur dans son sens le plus général). En effet, ces tumeurs que l'on rencontre à la région cervicale, que ce soit *a*) des tumeurs ganglionnaires (primitives ou secondaires), *b*), que ce soit des néoplasmes développés aux dépens du corps thyroïde, c), que ce soit des kystes congénitaux ou des tumeurs malignes, d'origine branchiale, présentent toutes ce caractère de constituer, au début, et parfois pendant longtemps, des tuméfactions bien circonscrites, non adhérentes aux téguments, qui restent intacts et que l'on peut facilement mobiliser sur la tuméfaction sous-jacente.

De plus, ces tumeurs cervicales chroniques, prises en particulier, présentent des signes spéciaux qui les font en général facilement reconnaître :

Multiplicité dans le cas de tumeurs ganglionnaires.

Adhérences à la trachée et au larynx, avec ascension dans les mouvements de déglutition, dans le cas de tumeurs thyroïdiennes.

Les tumeurs cutanées proprement dites (sarcome, squirrhe en cuirasse) sont rares à la région cervicale. De plus, elles présentent, au point de vue de leur aspect extérieur, des différences assez nettes avec le phlegmon ligneux. Outre l'infiltration du tissu cellulaire, que l'on retrouve dans les deux cas, on constate presque toujours, dans le cas de néoplasmes cutanés, des parties saillantes, bourgeonnantes, s'élevant au-dessus de la base d'infiltration. On peut, d'autre part, trouver, à distance, d'autres noyaux néoplasiques.

A sa période de suppuration, le phlegmon ligneux donne naissance à de nombreux petits abcès. Ces abcès ouverts à l'extérieur, soit spontanément, soit après incision, donent lieu à des fistules qui laissent suinter un peu de pus et qui peuvent persister indéfiniment. C'est alors qu'on risque de méconnaître la véritable nature de la lésion. Parmi les fistules de la région cervicale ou thoracique supérieure, nous ne ferons que citer : les *fistules congénitales*, résultant d'un défaut d'oblitération des fentes branchiales ; les *fistules thyro-hyoïdiennes*, consécutives à l'ouverture spontanée ou chirurgicale d'un kyste thyro-hyoïdien; les *fistules ganglionnaires*, résultant de la fonte d'un ganglion tuberculeux ouvert spontanément: les *fistules aériennes*, pouvant siéger sur le larynx, mais le plus souvent sur la trachée. Toutes ces fistules seront facilement rapportées à l'affection qui leur a donné naissance et ne seront pas confondues avec les fistules du phlegmon ligneux, car les autres caractères de la lésion sont tout différents de ceux de notre phlegmon chronique.

Mais c'est surtout les fistules d'origine osseuse, si fréquentes au niveau de la région cervicale, que simulent les fistules tenant à un phlegmon ligneux chronique. Ce sont les lésions des parties squelettiques qui encadrent la région cervicale (maxillaire inférieur, sternum, clavicule, première côte) qui sont ici en cause. Quel que soit le siège primitif, lorsqu'on a affaire à des *ostéites* ayant évolué d'une façon torpide et ayant donné naissance à un moment donné à des fistules avec infiltration diffuse des parties molles, on peut avoir un tableau clinique identique à celui du phlegmon ligneux, et c'est l'exploration de la fistule et la reconnaissance de ses relations profondes, qui permettront de la rattacher à sa véritable cause.

Dans le cas d'ostéite du maxillaire, on a, d'autre part, presque toujours un passé dentaire assez net. L'affection aura eu souvent un début aigu et douloureux.

Dans les cas d'ostéomyélite primitive chronique de la

clavicule, avec fistule secondaire, on recherche les points douloureux sur le trajet de l'os, on s'enquerra auprès du malade pour savoir s'il n'est pas sorti à un moment donné, de la fistule, de petites parcelles osseuses. Enfin, on fera une exploration soignée du trajet fistuleux.

Dans les cas d'ostéite tuberculeuse, on peut être guidé par les autres symptômes, présents ou passés, de tuberculose, que présente le malade.

Enfin, dans certains cas, malgré l'interrogatoire précis du malade sur le début et l'évolution des lésions, malgré l'exploration des trajets fistuleux, le diagnostic peut rester en suspens. Dans ces cas, c'est au moment de l'intervention, que l'on pourra le faire d'une façon certaine, après incision des trajets fistuleux, qui montrera si l'on aboutit ou non à un point osseux.

*Actinomycose.* — L'actinomycose a pour siège de prédilection la région cervico-faciale. C'est l'affection à laquelle il faut toujours songer lorsqu'on se trouve en présence d'une tumeur présentant à peu près les mêmes caractères que ceux que nous avons décrits pour notre phlegmon ligneux.

Il s'agit, en effet, ici encore, d'une tuméfaction d'un foyer d'inflammation chronique, gonflé, induré, offrant à la palpation, dit M. Poncet, « une sensation intermédiaire à la dureté des tumeurs et à l'empâtement plus mou des inflammations ». Certaines actinomycoses cervicales, en particulier, envahissent tous les plans du cou, se compliquent parfois d'infections secondaires, formant des plastrons ligneux semés de points ramollis et fistuleux. Ces tumeurs actinomycosiques ressemblent étrangement au phlegmon ligneux, tant au point de vue de leur consistance ferme, que par leurs fistules interminables.

« L'évolution de nombre de phlegmons sous-angulo-maxillaires chroniques semble calquée sur celle de l'actinomycose. M. Reclus avait publié quatre cas de phlegmons ligneux du cou, dont trois sans contrôle microscopique et dans lesquels tous les signes habituels de l'actinomycose se trouvaient réunis. « Blindage de toute « la région antérieure du cou, par une plaque livide, indu-« rée, simulant un squirrhe des téguments, gêne considé-« rable de tous les mouvements, malgré qu'il y ait peu de « douleur spontanée ou provoquée; peu ou pas de fièvre; « au bout de plusieurs mois seulement, la tuméfaction se « ramollit en plusieurs points et donne issue à un pus sanieux. » Nous ne voulons pas induire de là, ajoutent MM. Poncet et Bérard, qu'il s'agissait certainement d'un foyer mycosique; mais quand on se reporte à notre description de la forme cervicale large, on constate l'identité de l'évolution avec les autres phlegmons ligneux et les difficultés, sinon l'impossibilité du diagnostic, jusqu'au moment de la découverte des grains jaunes. » (A. Poncet et L. Bérard : *Traité clinique de l'actinomycose humaine.*)

Si nous ajoutons que l'actinomycose est bien plus fréquente que le phlegmon ligneux, qu'elle a été très soigneusement étudiée, notamment à Lyon, par MM. Poncet et Bérard, dont le tableau clinique qu'ils en ont tracé est devenu classique, on comprendra facilement combien en présence d'une tumeur ligneuse de la région cervicale, avec ulcérations fistuleuses, on est porté à poser le diagnostic d'actinomycose.

« La description de l'actinomycose, dit M. Reclus, rappelle celle de nos phlegmons ligneux, ce qui nous porte à penser que phlegmon ligneux et actinomycose sont, en définitive, l'équivalent d'une réaction chronique des tissus sollicités par des microbes faiblement pyogènes. »

Mais, malgré toutes ces ressemblances, ce qui permettra toujours de faire le diagnostic d'actinomycose, c'est la présence des grains jaunes, caractéristiques, qu'on trouve assez facilement en examinant sur une lamelle soit à l'œil nu, soit à la loupe, le pus qui s'écoule des trajets fistuleux. De plus, au microscope, on pourrait retrouver facilement le champignon qui est la cause de la maladie. Dans le cas de phlegmon ligneux, on ne trouvera pas de grains jaunes, et si on pratique l'examen bactériologique, on pourra constater, bien souvent, la présence des microbes ordinaires de la suppuration.

### ABDOMEN

Les mêmes caractères qui nous ont permis d'établir au cou le diagnostic de phlegmon ligneux, nous serviront pour distinguer le phlegmon chronique de l'abdomen des affections qui pourraient le simuler.

Le *cancer de l'ombilic* offre la même dureté et la même infiltration de la peau que le phlegmon chronique. Mais il est, le plus souvent, secondaire à une lésion viscérale sous-jacente, que l'on peut sentir ou sur laquelle le malade attire l'attention.

La *péritonite tuberculeuse* enkystée sera, le plus souvent, reconnue à ses caractères propres. Notamment, si elle est indépendante de la paroi abdominale, le diagnostic est aisé. On peut, en effet, dans ce cas, faire glisser la paroi au niveau de la tumeur. En faisant mettre les muscles de la paroi en état de contraction, la tumeur cesse d'être perçue par l'œil et par la main. De plus, la palpation permettra quelquefois de percevoir un bruit de froissement, une crépitation propre aux séreuses enflammées. Si on trouve ces signes, on peut rejeter de suite l'idée de phlegmon ligneux.

Dans les cas où la péritonite enkystée fait corps avec la paroi abdominale, le diagnostic sera parfois plus difficile. Cependant, dans la péritonite, on ne trouve pas une peau infiltrée, un œdème dur sur toute la surface de la tuméfaction; d'autre part, la péritonite tuberculeuse est très souvent disséminée par masses, par gâteaux péritonéaux plus ou moins distincts les uns des autres, et ne forme pas, ordinairement, une tuméfaction régulière, étalée, un plastron, comme le phlegmon ligneux. Parfois encore, on trouvera des lésions tuberculeuses pour éclairer le diagnostic.

Le *phlegmon ligneux du ligament large* est identique, au point de vue pathogénie et anatomie pathologique, aux phlegmons ligneux du cou et de l'abdomen. « C'est une tumeur extrêmement dure, sans aucun point fluctuant et composée d'une poche extrêmement épaisse (2, 3 cent.), constituée par du tissu induré, lardacé, très souvent difficile à ouvrir, avec une quantité de pus toujours très-minime. » (Corneloup : *Phlegmon ligneux de la base du ligament large*, thèse de Lyon, 1905).

Mais les symptômes très particuliers empêcheront de confondre cette affection avec notre phlegmon ligneux.

D'abord, les circonstances dans lesquelles elle se développe. Cette affection s'observe, en effet, après l'accouchement, ou bien, en dehors de la puerpéralité, chez des femmes atteintes de métrite. En outre, elle s'accompagne au début de symptômes généraux : malaises, fièvre, inappétence, douleur spontanée et exagérée à la pression, amaigrissement, symptômes qui ne s'observent pas dans notre phlegmon ligneux.

*Kyste de l'ovaire.* — Dans l'observation de Boinet que nous publions, deux praticiens ont fait le diagnostic de kyste de l'ovaire. Nous croyons cependant que le plus souvent le diagnostic ne se pose même pas. Une tumeur saillante avec des téguments distendus et un réseau veineux sous-cutané s'éloigne beaucoup de la tuméfaction étalée et œdémateuse de notre phlegmon ligneux.

Les *fibromes* de la paroi abdominale forment une tumeur ovoïde, circonscrite, non une surface diffuse et étalée.

Quant aux *lipomes* de la paroi, ce sont des tumeurs molles facilement reconnaissables.

## CHAPITRE VII

### Pronostic et traitement.

Le pronostic du phlegmon ligneux est en général bénin. Nous avons vu, en effet, qu'il se terminait soit par résolution, soit par suppuration très localisée. Cependant, nous devons citer trois cas de mort, dont deux par œdème de la glotte. De plus, on ne doit pas oublier que, quoique bénin, le phlegmon ligneux est une affection de longue durée, surtout si on n'intervient pas énergiquement sitôt le diagnostic établi. Il peut gêner le malade par son volume et surtout l'incommoder par ses nombreux petits abcès et ses fistules interminables. Le malade de notre première observation, escomptant toujours une guérison spontanée, traîna ainsi plus de deux ans sa tuméfaction et sa fistule ombilicale, et il ne fut débarrassé de son affection que par une intervention chirurgicale.

*Traitement.* — Il faut distinguer deux cas : si le phlegmon n'a que peu de tendance à l'envahissement et semble vouloir se terminer spontanément, on peut attendre et se contenter d'appliquer des pansements humides pour hâter la résolution.

Si le phlegmon est suppuré ou bien encore si, malgré

les pansements humides un phlegmon non suppuré continue à s'étendre, il faut l'inciser aussi largement que possible. Il faut mettre à nu les cavités anfractueuses qu'on trouve au sein de la tumeur. Quelquefois on sera assez heureux pour retirer un fil de soie où de catgut, cause première de l'affection. Il est possible qu'avec une large incision et une désinfection soigneuse, on puisse obtenir la réunion de la plaie par première intention. En général cependant, et surtout quand la tumeur est creusée de cavités, il est plus prudent de drainer; des contre-ouvertures seront pratiquées pour la pose des drains et ceux-ci pourront servir à faire des irrigations antiseptiques. Il s'écoule un peu de pus, et la guérison a lieu par disparition progressive de l'induration.

Lorsqu'on soupçonnera un corps étranger, il faudra faire tous ses efforts pour l'extraire, soit par une large incision, soit par un grattage à la curette.

M. Marion préconise un traitement un peu différent. Si l'extension du phlegmon se fait d'une façon continue « ne perdez pas de temps, incisez la masse dure en plusieurs endroits, circonscrivez-la de pointes de feu profondes comme s'il s'agissait d'un phlegmon diffus ordinaire et appliquez des pansements antiseptiques ; d'une part la sérosité qui s'écoulera de vos incisions entraînera les éléments septiques contenus dans les tissus; d'autre part les antiseptiques pourront agir sur ces tissus en pénétrant par les orifices créés ». (Marion.)

Après ces divers traitements, nous citerons les tentatives de sérothérapie faites par M. Reclus et par Van Stokum dans deux cas de phlegmons ligneux à bacilles diphtériques et pseudo-diphtériques. Des injections de sérum de Roux furent faites dans les deux cas, avec un certain succès chez le malade de M. Reclus, mais sans aucun résultat chez celui de Van Stokum. Malgré ces résultats contradictoires, on ne doit pas négliger l'examen bactériologique du pus de ce phlegmon, et M. Poncet, entre autres, a beaucoup insisté sur l'importance de cet examen. (Poncet, Société de Chirurgie, 27 mai 1896.)

Enfin, si on soupçonne une origine syphilitique, on instituera le traitement spécifique.

---

# OBSERVATIONS

## OBSERVATION I

MULLER et DESGOUTTES. *Lyon Médical*, 1907, n° 17.

G., Pierre-Marie, âgé de 25 ans, entré le 15 décembre 1905, salle Saint-Joseph, à l'Hôtel-Dieu.

Le malade entre à l'Hôtel-Dieu pour une tuméfaction diffuse de la moitié sous-ombilicale de la paroi abdominale. Il a été opéré, quatre ans auparavant, dans un hôpital militaire, d'une hernie inguinale droite. La plaie suppura et ne fut guérie que deux mois après l'opération.

Un an après environ le malade a commencé à souffrir de son ventre. Ces douleurs, sans grands caractères, ne s'accompagnaient ni de fièvre, ni de vomissements, ni de réaction péritonéale, ni de modifications appréciables de l'état général. Peu à peu le malade vit se développer dans la partie inférieure de la paroi abdominale une tuméfaction diffuse, dure, occupant la ligne médiane, s'étendant de chaque côté aux fosses iliaques, allant du pubis en bas à l'ombilic en haut.

Au bout d'un certain temps, il se produisit au niveau de l'ombilic une petite ouverture qui se fistulisa et laissa échaper quelque temps après un fragment de fil.

Le malade fit à cette occasion un nouveau séjour à l'hôpital militaire. On lui proposa une intervention qu'il refusa. Il traîna ainsi plus de deux ans sa tuméfaction intestinale et sa fistule ombilicale sans être trop incommodé, escomptant toujours une guérison spontanée.

Entré à l'Hôtel-Dieu de Lyon en septembre 1905, on lui propose de nouveau une intervention qu'il refuse encore.

Cependant, trois ans après, de guerre lasse, désespérant d'être jamais débarrassé spontanément de son affection, il revient à l'Hôtel-Dieu et entre à Saint-Joseph, dans le service de M. Villard.

A ce moment il présente, au niveau de l'hypogastre, une énorme tuméfaction infiltrant toute la moitié sous-ombilicale de la paroi abdominale, s'étendant latéralement jusqu'à deux travers de doigt des épines iliaques.

Cette tuméfaction est d'une dureté ligneuse. La paroi abdominale a perdu toute souplesse et présente une sorte de plastron qui bombe fortement en avant et qui la transforme en un bloc rigide.

La peau présente un léger empâtement œdémateux qui la rend plus ou moins solidaire de la masse indurée sous-jacente. Elle est d'une teinte rosée, violacée.

Au niveau de la cicatrice ombilicale se trouve une petite fistule par laquelle s'échappent quelques gouttes de sérosité purulente. Une sonde cannelée introduite par la fistule s'enfonce profondément dans la masse indurée du côté du pubis.

Au toucher rectal, on sent la masse qui bombe en arrière du pubis dans le petit bassin, en refoulant en bas la vessie, la prostate et les vésicules séminales .

Aucune altération de l'état général. Pas de température. Pas de douleurs .

Intervention le 18 décembre 1905.

Incision médiane sous-ombilicale de l'ombilic au pubis.

On fend ainsi une paroi épaisse d'au moins quatre travers de doigt, lardacée, criant sous le couteau, d'apparence sarcomateuse. Cette section s'accompagne d'une abondante hémorragie. On arrive dans la profondeur sur une cavité anfractueuse, allongée dans le sens de la hauteur, plongeant en bas dans le petit bassin, derrière la symphyse pubienne. Il sort de cette cavité du pus grumeleux, mais en petite quantité. On y place un gros drain et on tamponne à la gaze pour arrêter l'hémorragie assez abondante.

Les suites furent des plus simples.

La guérison s'obtint en quelques semaines par disparition progressive de l'induration, sans qu'il se soit écoulé beaucoup de pus.

### Observation II (personnelle)

R..., à Sainte-Foy-lès-Lyon, âgé de 20 ans.

Entre le 20 septembre 1907 dans le service de M. le Dr Villard, suppléé par MM. les Drs Muller et Tavernier, à l'Hôtel-Dieu de Lyon, salle Saint-Joseph, n° 12.

Le malade présente au niveau de la partie antérieure de la région cervicale une tuméfaction diffuse occupant la région susclaviculaire droite, la région sussternale et empiétant un peu sur la région susclaviculaire gauche.

Cette tuméfaction a débuté il y a un an environ d'une façon insidieuse, sans phénomènes aigus, ni signes généraux.

Le malade ne présente rien de suspect dans ses antécédents héréditaires ou personnels. Ses parents sont en bonne santé ; lui-même est d'une constitution robuste et d'une santé générale des plus satisfaisantes.

Cette tuméfaction cervicale dont il est porteur prédomine surtout un peu au-dessus de l'articulation sterno-claviculaire droite. Il s'agit d'un empâtement diffus des parties molles de la base du cou, de consistance dure et ligneuse, peu douloureuse à la pression, avec une rougeur violacée des téguments, accusée surtout au-dessus de la fourchette sternale. On constate, à un centimètre environ de l'articulation sterno-claviculaire droite, un orifice fistuleux qui s'est ouvert quelques mois après le début de l'affection, livrant passage à un peu de sérosité purulente, sans caractères spéciaux.

Le malade ne présente et n'a jamais rien présenté de suspect du côté de l'urètre et au point de vue diagnostic, on élimine une arthrite d'origine gonococcienne. Le malade est indemne de syphilis. On fait le diagnostic d'ostéomyélite chronique de la clavicule droite, avec retentissement articulaire, et on pense à un séquestre entretenant la fistule dont le malade est porteur depuis plusieurs mois déjà. On fait des réserves pour la tuberculose, bien que le malade ne présente rien de suspect à ce point de vue et que son affection n'ait aucun caractère apparent de tuberculose.

Intervention le 26 septembre par M. le Dr Tavernier assisté de M. le Dr Muller. Incision au niveau de la partie interne de la clavicule droite, de l'articulation sterno-claviculaire correspondante et de la fourchette sternale. On explore à ciel ouvert la fistule et on constate qu'elle ne présente aucune relation avec le squelette, ni avec les articulations de la fourchette sternale. Le périoste et les capsules articulaires, soit à droite, soit à gauche, sont absolument intacts. Il ne s'agit donc pas d'une lésion primitivement osseuse ou articulaire.

Le trajet fistuleux aboutit dans les parties molles de la région sussternale, à un cul-de-sac borgne, sans qu'il soit possible de découvrir une communication quelconque avec le squelette du thorax. Les tissus incisés sont lardacés, de coloration blanc grisâtre, sarcomateux, avec, çà et là, des points enflammés d'un rouge vineux. Le liquide contenu dans les trajets fistuleux est une sérosité louche, granuleuse.

Etant donnée l'intégrité du squelette, on porte alors le diagnostic de phlegmon chronique ligneux du cou, tel que Reclus en a décrit le type. On laisse la plaie largement ouverte, après avoir mis à nu le trajet fistuleux dans sa totalité.

La transformation des régions malades est rapide. Quelques jours après l'induration a à peu près complètement disparu. La plaie est presque fermée et ne présente plus qu'une étendue d'un centimètre où elle n'est pas encore cicatrisée.

Deux mois après, la guérison est complète.

Il s'agit donc bien d'un phlegmon ligneux chronique, spontané, de la région cervicale, tel que l'a décrit Reclus, phlegmon guérissant d'une façon rapide par l'incision large et la mise à jour des trajets fistuleux.

### Observation III (inédite)

Due à l'obligeance de M. le docteur Rafin, chirurgien à l'hôpital Saint-Joseph.

*Antécédents héréditaires.* — Père mort d'une attaque ; mère morte d'un abcès dans le ventre. Un frère mort alcoolique.

*Antécédents personnels.* — Marié ; quatre enfants morts de la scarlatine ; il en a un autre bien portant.

Nie la syphilis. Il a bu beaucoup autrefois. Il a eu des rhumatismes.

Le malade G. Th... entre à l'hôpital Saint-Joseph le 14 septembre 1904. L'affection qui l'amène a débuté l'hiver dernier par des maux de gorge, de la difficulté pour avaler quoique ce soit et pour respirer. En même temps, le malade est devenu sourd sans que les oreilles lui aient fait mal ou aient coulé.

Il y a deux mois, plusjeurs petits abcès se sont formés sur le côté droit du cou dans les régions sushyoïdienne et sous-maxillaire. On a fait plusieurs incisions qui ont laissé des fistules d'où s'écoule constamment du pus.

*A l'examen.* — Vaste tuméfaction dure recouvrant la branche horizontale du maxillaire inférieur, les régions sous-mentale et sous-maxillaire, et fistulisée en plusieurs points.

A l'examen de la cavité buccale, on note un peu de trismus. Rien du côté des dents. Le fond de la gorge a l'air encombré de croûtes et de mucosités. Celles-ci doivent siéger également dans tout le rhino-pharynx, à en juger par la voix nasonnée du malade et par sa gêne pour respirer. Il présente en outre, juste au-dessous des narines, une large plaque impétigineuse en activité, suintante, parsemée de quelques croûtes. Rien au poumon. Rien au cœur. Urines normales. Température : 38°.

*17 septembre.* — Beaucoup de gêne pour déglutir.

*19 septembre.* — On soumet le malade aux pulvérisations.

*24 septembre.* — Les pulvérisations avaient amélioré jusque-là le malade, qui commençait à reprendre appétit.

Aujourd'hui, après avoir pris un assez bon repas, le malade a ressenti un frisson violent. Sa température monte à 40°. En même temps, la joue et la région sous-maxillaire sont envahies par un œdème énorme avec rougeur de la peau. La suppuration s'arrête dans la plaie principale qui se trouve sous le maxillaire. A la palpation, on n'a pas, à la périphérie, la sensation nette d'un bourrelet, quoique l'aspect général soit bien celui d'un érysipèle. Le doigt laisse un godet profond. On n'a qu'une fluctuation douteuse. On introduit le doigt dans la plaie pour voir s'il n'y a pas quelque part un clapier qui se vide mal et se soit réchauffé. Le doigt ne crève aucune poche. Il y a deux trajets : un en bas et en avant qui va vers l'os hyoïde, l'autre en haut et en arrière, qui mène dans la direction de l'angle du maxillaire. Entre ces deux trajets, on sent une grosse masse, de consistance charnue, rappelant celle d'un sarcome, et très adhérente à la peau qui ne se laisse pas décoller. Cette masse est du reste extrêmement résistante et nullement rénitente.

*4 octobre.* — Le diagnostic d'érysipèle ne s'est pas confirmé. La joue a diminué bientôt de volume ; la fièvre a baissé ; le malade a repris appétit. Actuellement l'empâtement a diminué considérablement, la plaie se déterge.

*15 octobre.* — On incise un abcès qui s'est collecté en avant de l'oreille.

*20 octobre.* — Bronchopneumonie.

*22 octobre.* — Mort.

*Examen bactériologique.*— Le 18 octobre, il a été fait par M. Mérieux. Le pus suspect a été examiné au microscope sans coloration, pour la recherche de l'actinomycose. Il n'a été trouvé ni formes en massue, ni filaments actinomycosiques.

Le pus ne montrait d'ailleurs aucun grain jaune caractéristique.

Examinées après coloration par la méthode de Zihl-Kühne, les préparations du pus n'ont montré que quelques rares cocci. On n'a pas trouvé de bacilles de Koch.

Les cultures aérobies et anaréobies ont poussé après vingt-quatre heures d'étuve à 35°. Les colonies qui s'y sont développées sont constituées par des staphylocoques blancs.

Un cobaye a été inoculé pour la recherche du bacille de Koch.

*15 novembre.* — Le cobaye inoculé avec du pus suspect le 17 octobre ne présente à ce jour aucun signe extérieur de tuberculose. Il a été sacrifié. A l'autopsie, aucune lésion suspecte.

### Observation IV (inédite)

Due à l'obligeance de M. le docteur Bafin, chirurgien à l'hôpital Saint-Joseph.

Bakari, Louis, né à Saint-Louis (Sénégal). Le malade dit entrer pour une tumeur de la région antéro-latérale gauche du cou (3 mars 1902).

*Antécédents héréditaires ou consanguins.* — Négatifs. Ascendants et collatéraux en bonne santé habituelle.

*Antécédents personnels.* — Bonne santé jusqu'à ces

derniers temps. Le malade, né au Soudan, y a habité jusqu'à 11 ans. A cette époque il est venu en France et n'est jamais retourné dans son pays.

Pendant son séjour au Soudan, il affirme n'avoir jamais eu de maladie inhérente au climat.

Depuis son séjour en France, il aurait eu deux bronchites assez graves, la première il y a cinq ans, la deuxième il y a deux ans. Il affirme n'avoir jamais craché de sang.

Affection actuelle. Remonte au mois de janvier ; a débuté sans cause bien appréciable. Le malade croit avoir fait des efforts à la suite desquels serait apparue une tumeur à la base du cou et du côté gauche.

D'abord insidieuse, la tumeur grossit peu à peu. Elle est du reste toujours restée indolore.

Actuellement, c'est une masse du volume d'une petite orange, elle est très dure et très résistante. La peau est mobile sur la tumeur. Il est difficile d'apprécier la mobilité de la tumeur sur les plans profonds .

Poumon. La respiration est un peu soufflante, surtout à droite.

*11 mars.* — Intervention. Anesthésie au billroth. Incision au niveau de la tumeur .

La tumeur mise en partie à découvert est ponctionnée. On en retire une certaine quantité de pus. L'abcès est bien vidé, puis on place dans la cavité une mèche de gaze iodoformée ; on se demande si on a affaire à un abcès chaud, à de la tuberculose, ou à un kyste suppuré. Un fragment de la coque de l'abcès est pris pour examen histologique.

*29 avril 1903.* — La plaie opératoire n'a jamais été complètement cicatrisée. Il persiste une petite fistule. Depuis un mois, gonflement de la région massétérine droite ; on y constate un peu de fluctuation.

Dans la région poplitée droite, on constate une tuméfaction considérable, dure, qui existe depuis juin 1902, et qui s'est fistulisée depuis le mois d'août.

Rien dans l'articulation du genou.

*29 mai.* — Ponction de l'abcès de la région massétérine. On en retire quelques grammes de pus.

*28 avril 1904.* — L'abcès de la joue droite est séché ; la tuméfaction a diminué de volume et disparu presque entièrement. Le creux poplité droit est occupé par une énorme masse dure, avec deux fistules qui laissent suinter un peu de pus de temps en temps.

*Examen histologique.* — L'examen histologique de la paroi de l'abcès du cou a été pratiqué par M. Mérieux. Cette paroi est constituée par du tissu fibreux avec quelques points où on peut noter un peu d'infiltration inflammatoire. On n'a pas trouvé de revêtement épithélial à la surface de cette paroi.

Aucune trace de tuberculose.

### Observation V (inédite)

Due à l'obligeance de M. le docteur Raffin, chirurgien à l'hôpital Saint-Joseph.

P... Louis, employé, entre à l'hôpital Saint-Joseph, le 25 juin 1900.

Il fut traité, il y a cinq ans, pour affection cardiaque et pour névropathie.

Il y a dix jours, le malade se fit extraire une dent (la deuxième incisive droite). Deux jours après une tuméfaction se produisit dans la région sous-maxillaire du même côté. Cette tuméfaction, assez douloureuse, empêchait le sommeil du malade. Elle a augmenté peu à peu de volume. Le malade a toujours pu ouvrir la bouche sans trop de difficultés.

Actuellement, on se trouve en présence d'une énorme tuméfaction, très dure, qui embrasse la moitié du cou, depuis le sterno-mastoïdien jusqu'à la région sushyoïdienne médiane. Elle s'étend en hauteur, de la région parotidienne à la partie inférieure du sterno-mastoïdien.

La palpation est douloureuse, ne révélant ni œdème, ni fluctuation. On sent un empâtement profond très dur. Le malade éprouve quelques élancements. Il ouvre la bouche assez facilement. Pas de dyspnée. La dentition est mauvaise.

Température : 38°5. Rien au poumon. Rien au cœur.

*26 juin.* — Intervention. Incision sur le bord antérieur du sterno-mastoïdien, en avant duquel on trouve une cuillerée à café de pus.

*1er juillet.* — Depuis hier soir, le malade a un léger œdème des deux jambes. A l'examen des urines, gros disque d'albumine. A l'examen microscopique, on voit des cylindres, des globules rouges.

*12 juillet.* — Le malade part amélioré. Il a encore de l'œdème de la face. Du côté de la plaie, on a enlevé les drains ; la tuméfaction a beaucoup diminué de volume ; les incisions sont en voie de cicatrisation.

### Observation VI

Jeanbrau. *Nouveau Montpellier médical*, 1900, X.

C. J., 28 ans, cultivateur entre le 19 mars 1900 à l'hôpital suburbain. Exempté du service militaire pour hernie inguinale gauche, il entre à l'hôpital suburbain en juillet 1896, pour subir la cure radicale. Celle-ci fut pratiquée par M. Forgue, et suivie d'une réunion par première intention. Le malade quitta l'hôpital, sur sa demande, le vingt-troisième jour.

Le lendemain, une légère tuméfaction apparut au niveau de la partie supérieure de la ligne de suture, qui atteignit le volume d'un œuf de pigeon, et, quelques jours après, s'ouvrit spontanément, donnant issue à du pus épais et louche. Pendant trois mois la suppuration continua, puis la guérison survint spontanément.

En décembre 1898, près de deux ans et demi après la

cure radicale, ce malade était en bonne santé, lorsqu'il vit se former spontanément une tuméfaction sous-ombilicale de l'étendue de la main ; un abcès finit par s'ouvrir et donna issue à du pus épais et louche.

Il persista une fistule ombilicale qui, depuis deux ans et demi, a constamment laissé couler du pus, avec des alternatives de rétention et de débâcles. Cette suppuration persistante fut pendant un an et demi un symptôme isolé et le malade ne s'en inquiéta pas. Mais, depuis quelques mois, il a maigri, ses forces ont diminué ; il vient voir M. Forgue le 18 mars 1900 et entre dans son service.

Le malade est amaigri ; l'abdomen n'est pas ballonné ; dans la région inguinale gauche, cicatrice de l'incision de la cure radicale. La paroi est solide à son niveau, et la hernie ne s'est pas reformée.

A un travers de doigt au-dessous de la cicatrice ombilicale, un orifice fistuleux, à bords adhérents, laisse sourdre une goutte de pus jaunâtre, séreux ; à la palpation on perçoit dans la paroi un empâtement très dur, recouvrant toute la région sous-ombilicale et se perdant dans l'hypogastre.

Opération le 24 mars 1900. Anesthésie à l'éther.

Un stylet, enfoncé dans le trajet fistuleux, se dirige obliquement de l'ombilic vers la région inguinale gauche. Sur la sonde cannelée, M. Forgue incise la paroi de ce trajet, constitué par une peau très épaisse, qui a une longueur de 15 centimètres environ ; tapissé de fongosités suppurantes, il se termine en cul-de-sac un peu au-dessus de l'orifice externe du canal inguinal. Il ne paraît pas exister de communication avec l'abdomen et l'empâtement perçu à la palpation était dû à l'induration inflammatoire des plans pariétaux. A l'aide de la curette tranchante, M. Forgue abrase les fongosités, lorsqu'il accroche, dans la partie inguinale du trajet, un nœud de soie ; dans un autre coup de curette, il en ramène un second. Les fils n'ont pas été modifiés par quatre ans de séjour dans les tissus. Ils sont tels que le jour où on les a placés.

Le trajet, vigoureusement curetté, est cautérisé au chlorure de zinc à 1/10. Les bords de l'orifice fistuleux sont excisés, et on suture les bords de l'incision au crin de Florence sans drainage.

Le malade sort guéri le 23 avril ; la paroi abdominale est absolument souple, indolente ; la cicatrice est solide.

### Observation VII

Van Stokam. XIIIe Congrès français de chirurgie, Paris 1899, p. 618.

Lorsque je prenais, il y a six mois, la direction du service chirurgical à l'hôpital de Rotterdam, j'y trouvais un malade qui avait été opéré, il y avait sept mois, pour une hernie inguinale droite.

La plaie avait suppuré abondamment, on avait dû la rouvrir, et après la cicatrisation, qui s'était accomplie en quatre semaines, il s'était formé de petits abcès par lesquels s'étaient éliminées les sutures profondes. Pendant la suppuration, il s'était formé une induration assez volumineuse dans les environs et, après la cicatrisation complète, le terrain induré s'était encore agrandi.

Je trouvais un homme de 55 ans, bien portant, ne se plaignant que d'un point douloureux dans le flanc droit. La cicatrice n'offrait rien de particulier ; la peau environnante avait l'aspect normal, elle était souple et mobile sur les tissus sous-jacents. Mais en palpant plus profondément, je fus surpris de trouver une résistance extrêmement dure, dont le siège évidemment fut la couche musculaire de la paroi abdominale. Il y avait là une véritable tumeur plate, comme en plastron ou en cuirasse, qui commençait justemen au-dessus du ligament de Fallope, et se continuait en haut sur une étendue de deux paumes de main.

Cette tumeur obturait le canal inguinal, aussi il n'y avait pas trace de hernie.

Par l'examen rectal, je pouvais m'assurer que la tumeur ne descendait pas dans la cavité abdominale.

Je passe les tentatives d'une thérapeutique résolvante, qui ne donnèrent aucun résultat.

La tumeur restait stationnaire, elle avait duré déjà neuf mois, et quoiqu'il ne se formât pas de foyers purulents, je la croyais identique au phlegmon ligneux de M. Reclus. Aussi bien dans un but thérapeutique que pour chercher la nature du phlegmon, j'ai opéré mon malade, c'est-à-dire, j'ai excisé, en deux ou trois fois, une grande partie des tissus indurés.

J'ai trouvé la peau et le tissu conjonctif sous-cutané d'aspect normal, mais la couche musculaire fut transformée dans une masse blanche, homogène, dure, criant sous le bistouri, ressemblant aux fibrômes de l'utérus. La cicatrisation de la plaie opératoire s'est accomplie sans la moindre suppuration, par une granulation assez sèche. La dernière fois, je l'ai fermée par des sutures et j'ai obtenu la réunion par première intention. Après ces opérations, la tumeur ne s'est pas agrandie, mais les restes indurés n'ont pas encore disparu non plus.

Or, l'examen histologique et bactériologique des morceaux enlevés, qui a été fait très exactement par notre compétent chef de laboratoire, le Dr Van Houtum, a démontré d'abord que le tissu induré est formé par des masses hyalines, c'est-à-dire de fibres conjonctives et de faisceaux musculaires dans un état de dégénérescence hyaline ; d'actinomycose ou de tuberculose, pas de trace ; et ensuite, que dans tous les morceaux pris de différents endroits et à des époques éloignées, il se trouvait des colonies de microorganismes de la même nature qui ont été reconnus comme des bacilles pseudo-diphtériques. Ils se trouvaient dans toutes les épreuves bactériologiques comme cultures pures, et ils ont été trouvés seuls dans toutes les préparations microscopiques des tissus indurés.

Me souvenant du cas de M. Reclus, j'ai fait à mon malade des injections de sérum antidiphtérique. Elles sont restées sans résultat.

Nous avons fait, chez des cobayes, des injections intramusculaires avec les cultures des bacilles pseudo-diphtériques. Il se formait de petits nodules indurés qui disparurent bientôt.

### Observation VIII

Saussié. Thèse de Paris, 1903.

Mme D..., âgée de 26 ans, entre à l'hôpital Broussais, dans le service de M. Chaput, le 11 mars 1903, pour kyste hydatique suppuré du foie. Le soir de son entrée, la température est proche de 39° et l'intervention est jugée nécessaire.

Opération le 13 mars au matin. Incision médiane suivant la ligne blanche. On trouve une poche kystique unique ; elle est soulevée avec soin et le ventre est refermé par deux plans de suture ; plan profond au catgut fort, et plan superficiel aux crins de Florence. La réunion se fait très rapidement, les crins sont enlevés au bout de huit jours, la plaie a un excellent aspect, mais on y maintient un pansement compressif.

La malade sort guérie le 2 avril avec un bandage de corps bien serré, ne se plaignant que d'une chose, une petite induration au niveau de l'ombilic.

Mais, le lendemain de l'opération, on s'aperçoit que la malade était atteinte d'une paralysie du plexus brachial qu'on attribua au chloroforme. Après sa sortie de l'hôpital, la malade revenait chaque jour au massage et à l'électrisation.

Le 6 avril, elle me pria de bien vouloir regarder son pansement, car elle avait éprouvé, depuis la veille au soir, au niveau de l'ombilic, des picotements avec la sensation de quelque chose de très dur à cet endroit.

Le pansement enlevé, je pus constater une tuméfaction extrêmement dure à la région sous-ombilicale, ayant à peu près les dimensions d'une paume de main. La tumeur était un peu mobile sur les plans voisins, et la palpation n'y réveillait pas de douleur appréciable. La peau, soudée aux parties sous-jacentes, était rouge foncé, très œdématiée, sans cependant qu'on puisse y déterminer le godet de l'œdème.

Le lendemain, 7 avril, la peau avait changé de couleur, elle était d'un rouge vineux, violacée, et on voyait, sur la trace de la cicatrice, immédiatement à gauche de l'ombilic, un petit point purulent. En l'explorant au stylet, je fis sourdre environ un centimètre cube de pus, et j'aperçus alors l'extrémité d'un catgut que je retirai à l'aide d'une pince.

Expression du petit abcès, d'où sortirent encore quelques gouttes de pus, attouchement à l'eau oxygénée à douze volumes.

La guérison fut rapidement obtenue, mais pendant encore plus de quinze jours il persista une induration qui finit par disparaître complètement.

## Observation IX

Duplay. *Bulletin médical*, 1897, n° 1.

Le 25 novembre 1896 ,entrait à l'Hôtel-Dieu, salle Saint-Landry, un homme de 33 ans qui a toujours été bien portant. Il raconte que, il y a trois semaines, il fut pris sans cause connue d'une douleur à la région ombilicale. Le malade examina alors son nombril et remarqua que cette région était gonflée ; quelques jours plus tard, la peau, en cet endroit, devenait rouge, et bientôt présentait un fin pertuis par lequel s'écoulait un liquide purulent. Huit jours après le malade entrait à l'hôpital. Voici ce que nous constatâmes :

La région ombilicale était tuméfiée. La cicatrice où se voyait une fistulette donnant issue à un écoulement purulent, présentait une rougeur inflammatoire ; cette rougeur était bien limitée à la cicatrice et ne s'étendait nullement à son pourtour, sur lequel, tout au contraire, la peau offrait des caractères normaux de coloration et de souplesse. En cette région, on sentait à la palpation un empâtement profond, d'une dureté presque ligneuse, au-dessus duquel la peau glissait librement. Cette tuméfaction offrait la largeur de la paume de la main. L'état général du malade était bon et n'avait cessé de l'être depuis le début de cette affection locale, si ce n'est une légère perte d'appétit qu'il avait ressentie.

Je dois vous rappeler la confusion possible de cette affection avec une tumeur cancéreuse enflammée de l'ombilic.

En introduisant un stylet par l'orifice que présentait la cicatrice ombilicale, et en pratiquant le cathétérisme du trajet fistuleux, on constatait que l'instrument se dirigeait obliquement en bas, en arrière et du côté gauche ; s'enfonçait à une profondeur d'environ 3 centimètres et pénétrait dans une cavité étroite qui devait être le siège de la collection purulente. Cette cavité semblait située derrière le muscle grand droit.

M. Demoulin, par qui le malade nous avait été adressé, a pratiqué sur celui-ci, le lendemain même de son entrée à l'hôpital, une opération à la fois curative et exploratrice. Il a fait, immédiatement au-dessous de l'ombilic, une incision de 5 centimètres environ de longueur sur la ligne médiane, incisant couche par couche, avec un soin tel, que cette opération fut une véritable autopsie sur le vivant, et qu'elle nous permit de reconnaître exactement les limites du phlegmon. Il n'y avait aucune trace d'inflammation dans le tissu cellulaire sous-cutané. La ligne blanche était légèrement épaissie. M. Dumoulin incisa la gaine d'un des muscles droits et constata que sa loge était indemne. Derrière elle, il arriva dans une cavité remplie de pus. Celle-ci fut évacuée, puis les parois en furent grattées au moyen d'une curette de petites dimensions. M. Demoulin découvrit dans la cavité un corps de la grosseur d'un noyau de cerise, qui offrait l'aspect d'un kyste sébacé. On a reconnu que ce corps était effectivement constitué par du sébum, mais qu'il ne présentait pas de membrane d'enveloppe. Il s'agissait donc en définitive d'un abcès consécutif à la pénétration d'un calcul de l'ombilic dans le tissu cellulaire profond de cette région, ou à l'inflammation d'un kyste sébacé dont on retrouvait le contenu.

### Observation X

Boinet. *Union médicale*, 1876, p. 816.

Une dame de Paris, ayant dépassé la soixantaine, jouissant habituellement d'une bonne santé, ayant un certain embonpoint, passe toute la belle saison à la campagne où elle se donne beaucoup de mouvement.

Un jour, elle s'aperçoit, par hasard, qu'elle avait le côté gauche du ventre beaucoup plus développé que le côté droit. Jamais elle n'avait eu la moindre sensation douloureuse dans le ventre. Aussi fut-elle fort surprise de la découverte qu'elle venait de faire. Elle fit aussitôt appeler le médecin qui lui donne des soins pendant qu'elle habite la campagne, et celui-ci diagnostiqua un kyste de l'ovaire gauche, l'engageant à aller à Paris pour y consulter son médecin habituel .

Celui-ci crut aussi reconnaître un kyste de l'ovaire. Un troisième médecin ayant été appelé, ne voulut pas se prononcer sur la nature de la maladie, mais constata seulement qu'il existait une grosse tumeur dans le ventre.

Vers la fin de 1875, appelé à mon tour, je constatai l'existence d'une tumeur abdominale. Il y avait à peine deux mois que la malade avait reconnu que son ventre était plus saillant du côté gauche que du côté droit.

En découvrant la malade couchée sur le dos et dans la position horizontale, on remarque, en effet, que le côté gauche du ventre, dans sa partie moyenne, est bien plus saillant que le côté droit ; que la coloration de la peau est la même des deux côtés. En appliquant la main sur le ventre, on reconnaît aussitôt qu'il existe une tumeur dure, exempte de la moindre douleur et qui paraît se porter davantage vers la cavité abdominale que faire saillie au dehors.

Cette tumeur est exactement située entre les fausses côtes et le rebord du bassin d'une part, et de l'autre, entre la colonne vertébrale et la ligne blanche, du côté gauche. La pression, même la plus forte, n'y détermine aucune douleur. Si on la saisit entre les deux mains, on juge qu'elle peut avoir le volume de la tête d'un fœtus.

Cette tumeur jouit d'une grande mobilité dans tous les sens. Sa base ne paraît pas adhérer dans la profondeur de la cavité. Dans les mouvements d'inspiration et d'expiration, elle suit les mouvements des parois abdominales. A la percussion, elle est mate dans une étendue de 12 à 15 centimètres dans tous les sens. Si l'on cherche de la fluctuation, il est impossible d'affirmer d'une manière positive qu'il en existe ; on sent cette espèce d'élasticité qu'on rencontre parfois dans les tumeurs fibreuses.

Nul renseignement précis sur la cause de cette tumeur, si ce n'est que, deux ans auparavant, étant dans l'obscurité dans une chambre, la malade était tombée par-dessus une malle, que le ventre avait porté, mais si légèrement, qu'elle n'avait éprouvé aucune douleur ni dans le moment, ni dans la suite, et qu'elle ne pouvait attribuer à ce petit accident l'origine de la tumeur dont elle était atteinte, et qui s'était développée à son insu.

### Observation XI

Reclus. Ve Congrès français de chirurgie, 1891.

Une femme de 40 ans entre dans notre service de Broussais, pour une tuméfaction située à gauche et un peu au-dessous de l'ombilic. Elle était rouge, chaude, douloureuse, fluctuante à son centre, et il s'agissait évidemment d'une collection purulente. Au premier abord, je la croyais dans le tissu cellulaire sous-cutané, mais le foyer devenait immobile et fixe dès que le droit antérieur se contractait. L'abcès s'était développé dans le muscle. Les abcès des muscles ne sont pas fréquents, et nous en cherchions l'étiologie formelle, lorsque la malade nous apprit que trois ans auparavant, au cours d'une bronchite, et pendant un accès de toux, elle avait éprouvé une douleur subite et une tumeur molle, puis presque ligneuse, s'était formée au point où existe maintenant l'abcès. Quelques fibres musculaires du droit antérieur s'étaient alors rompues, quelques vaisseaux s'étaient déchirés, et le sang amassé avait constitué un hématome.

Comment cet hématome, longtemps indolent et bien toléré par les tissus, s'était-il enflammé tout d'un coup? Un interrogatoire plus précis nous apprit que, quelques semaines auparavant, une rougeur avait apparu sur l'aile du nez avec tension, cuisson, douleur, œdème des paupières, fièvre assez vive. Cet érysipèle, d'ailleurs sans gravité, s'éteignit en moins de sept jours. Mais à partir de ce moment la tumeur périombilicale était devenue le siège de souffrances sourdes, de battements. Elle avait grossi et prenait, en définitive, toutes les allures d'un abcès chaud. Désormais il nous était facile d'établir la pathogénie de cette collection purulente. Les microbes pathogènes avaient passé des vaisseaux sanguins dans l'hématome, où ils avaient trouvé un bon terrain de culture ; ils avaient pullulé à leur aise, et engendré l'abcès intra-musculaire dont la genèse, au premier abord, nous paraissait obscure.

Le pus, examiné au laboratoire de Broussais et à l'Institut Pasteur, contenait des streptocoques en abondance.

### Observation XII

Marion. *Archives générales de médecine*, 1903, IV, p. 223.

J'ai eu l'occasion d'examiner un phlegmon ligneux développé dans la paroi de l'abdomen, alors que j'étais interne de M. le professeur Berger, à la Pitié, chez une femme qui était entrée pour une induration de l'ombilic. Cette induration s'étendit peu à peu et arriva à former une plaque périombilicale de la largeur de la main, extrêmement dure. Au début, plusieurs de ceux qui examinèrent la malade pensèrent à un cancer de l'ombilic. Ce n'est qu'après plusieurs semaines que le diagnostic put être assuré par l'évolution de la plaque vers la suppuration.

### Observation XIII

Marion. Obs. publiée par Saussié. Thèse de Paris, 1903.

M. H..., journalier, 45 ans, vient à la consultation chirurgicale de l'Hôtel-Dieu le 4 mai 1903. Il présente, à la partie inférieure et antérieure de la dernière fausse côte du côté gauche, une petite tumeur indurée de la grosseur d'un œuf de pigeon. La peau est à peine modifiée en cette région. A la palpation, la tuméfaction forme un petit bloc d'une dureté ligneuse, bloc semblant gagner assez loin dans la profondeur. La tumeur est très légèrement mobile sur les parties voisines ; il n'existe pas de fluctuation.

Le malade n'a ressenti qu'un peu de gêne, mais pas de douleur; son état général, qui a toujours été excellent, n'est nullement modifié depuis huit jours, époque à laquelle la tuméfaction s'est révélée.

M. Marion porte le diagnostic de phlegmon chronique ligneux de la paroi abdominale, et conseille au malade de revenir dans quelques jours .

Il revient le 26 mai. La peau est rosée au niveau de la

tumeur, et on peut alors constater une fluctuation profonde. L'incision donne issue à quelques grammes de pus sans caractères spéciaux. Pansement simple.

Le malade n'est plus revenu à la consultation.

L'examen bactériologique n'a pas été fait.

## Observation XIV

Krauss. *Centralblatt für Chirurgie*. 1899, n° 19, p. 506.

Il s'agit d'un jeune homme de 18 ans, qui entra dans mon service le 24 février 1897. Il disait que depuis environ dix semaines il avait remarqué, sur sa paroi abdominale antérieure, une petite grosseur, mais n'avait ressenti ni frisson, ni fièvre. Cette tumeur indolore n'incommodait en rien le malade, mais grossissait de plus en plus .Au bout de quelque temps, le malade ressentit une certaine gêne pour uriner. Ce n'était pas des douleurs à proprement parler, mais il éprouvait souvent un besoin impérieux, et n'urinait qu'une quantité insignifiante.

Le malade, d'une constitution faible, est pâle, avec un système musculaire peu développé. Au poumon, rien d'anormal, si ce n'est une respiration un peu dure au sommet, surtout à droite.

A la paroi abdominale antérieure, se présente une tumeur s'étendant, en hauteur, depuis l'ombilic jusqu'au ligament de Poupart ; à droite, jusqu'au bord externe du muscle droit ; à gauche, jusqu'à l'épine iliaque antérieure et supérieure.

La tumeur est dure comme un bloc de bois, immobile. Elle s'enfonce profondément et adhère aux parties sous-jacentes. La peau est normale, mobile, pas tuméfiée, sans coloration rouge.

Au palper, même en pressant fortement, le malade n'accuse aucune douleur. Pas de fluctuation. Au toucher rectal, la tumeur est nettement perceptible lorsqu'on presse en même temps sur la paroi abdominale ; on lui trouve cette même dureté sans fluctuation.

Les ganglions inguinaux sont augmentés de volume des deux côtés.

Le malade urine souvent et en petite quantité. L'urine est acide. La quantité est de 400 cc. en 24 heures, son poids spécifique est de 1.025. Elle contient beaucoup d'urée, pas de sucre, des traces d'albumine. L'examen de la vessie ne révèle rien d'anormal. Autres organes sains. Pas de fièvre, pouls bien frappé.

Au bout de quelques jours, un abcès se développe près de l'ombilic. On l'ouvre et il n'en sort qu'une très petite quantité de pus.

Dans le pus, écrasé entre deux lamelles et coloré au bleu de méthylène, on voit, disséminés, les corpuscules du pus et les cocci qui se colorent assez fortement. L'ensemencement du pus, sur gélatine et sur agar, ne donne aucun résultat.

Aucun changement dans l'état du malade les jours suivants ; pas de fièvre ; pouls un peu faible et un peu accéléré : 94 à 100 pulsations.

La tumeur, toujours aussi dure qu'auparavant, se perçoit mieux du côté gauche, où elle fait un relief plus marqué que du côté droit. Le malade urine toujours souvent et peu à la fois.

Comme jusqu'alors les cultures du pus qui avaient été faites n'avaient donné aucun résultat, je résolus, le 9 mars, de faire une coupe dans la tumeur et de cultiver, en milieu nutritif, du liquide séreux et un petit fragment de cette coupe. Je prélevai ce petit fragment entre l'ombilic et la symphyse, un peu à gauche de la ligne médiane, avec toute l'antisepsie désirable. Il me sembla alors faire une coupe dans un cartilage ; la surface de coupe était grise, graisseuse, unie, exsangue.

Une gouttelette de sérosité, recueillie à la surface de coupe, et un petit morceau de tissu ligneux furent ensemencés sur agar. Au bout de 24 heures, à une température de 37°, on vit se développer, sur la culture de sérosité, des colonies se présentant sous la forme de petits îlots gris, à bords réguliers, qui s'élevaient au-dessus de la surface de l'agar. Au bout de deux jours, ces îlots se réunissent et apparaissent comme un épais réseau gris. Sur la plaque de verre ensemencée avec le tissu ligneux, apparaît, de même, une masse grise et aussi épaisse, qui s'étend en s'épaississant. Colorées au bleu de méthylène, ces cultures apparaissent au microscope sous la forme de cocci organisés en groupes de trois ou quatre, et se colorant nettement et aussi fortement les uns que les autres. Ces cocci sont un peu plus gros que des staphylocoques. La culture qui provenait du tissu dont on a parlé, réensemencée sur agar, se développa à une température de 37°, à la façon de petits îlots gris, surélevés, qui confluèrent en une masse épaisse de même couleur. Colorées au bleu de méthylène, ils apparaissent sous la forme de cocci, rangés par groupe de deux, trois, quatre et plus.

Les cultures sur gélatine croissent très lentement à la température ordinaire de la chambre. D'abord, cinq jours après la piqûre, on aperçoit un point blanc, assez épais, surélevé ; puis on voit, à l'endroit ensemencé, une colonie très grêle se développer dans la profondeur, surtout d'un côté. La gélatine n'est pas liquéfiée. Au microscope, on voit les mêmes cocci que précédemment, groupés comme on l'a dit.

Pour rechercher la virulence des cultures obtenues, j'inoculai, sous la peau d'un cobaye, une assez grande quantité de culture pure, d'un jour. Je fermai la plaie par deux points de suture et du collodion. L'état de l'animal ne tarda pas à se modifier. Au bout de quatre jours, apparut, au lieu d'inoculation, une infiltration dure des tissus. Au bout de six jours se forma un abcès. J'ensemençai alors le pus sur agar et gélatine. On vit, les jours suivants, se développer sur l'agar des points blancs à bord réguliers et surélevés; quelques jours après, ces points blancs grossirent et confluèrent. On voit au microscope, après coloration au bleu de méthylène, que ces colonies se composent de cocci groupés par deux, trois, quatre et plus, et que ces cocci se colorent bien. Sur gélatine, rien ne poussa.

Une deuxième génération, obtenue avec le pus provenant du cobaye, est semblable à celle que nous avons décrite.

Après l'introduction d'une culture pure de deux jours de cette génération, sous la peau d'un cobaye, il se développa au point d'inoculation un abcès semblable à ceux que nous venons de décrire.

Quant au malade, sauf une légère accélération du pouls, qui est bien frappé, nous ne remarquons rien dans son état général qui puisse laisser à désirer. Au bout d'environ quatre semaines, la tumeur diminua de jour en jour; la plaie se cicatrisa promptement et le malade quitta l'hôpital le 11 avril, dans l'état suivant:

La plaie est bien guérie. On perçoit encore une induration insignifiante à gauche, au-dessus du ligament de Poupart. Le ventre est souple et indolore. Urine normale. Le malade est content sous tous les rapports.

## Observation XV

Wedrychowski. Thèse de Paris, 1879.

Une dame de 48 ans ressentit, cinq mois après la disparition de la menstruation, de fortes douleurs peu continues dans l'hypocondre droit, au niveau d'une ligne horizontale passant par l'ombilic et assez près de la ligne médiane.

Au bout de sept à huit mois, cette malade remarqua une masse indurée qui, depuis, n'a fait que s'accroître. A l'examen, on trouve une tumeur du volume d'une tête de fœtus, aplatie, peu douloureuse à la pression, mobile sur les parties profondes, fluctuante à la partie centrale.

L'état général est resté bon pendant les deux premières années ; il a commencé à s'altérer lentement depuis quelques mois.

Le diagnostic peut présenter quelques difficultés ; après un minutieux examen, M. Gosselin affirma nettement l'existence d'un abcès profond de la paroi abdominale.

Pour lui, ces masses indurées, que l'on sentait au pourtour de la tumeur, étaient constantes dans cette variété d'abcès. Le diagnostic fut confirmé par une ponction exploratrice et une incision.

### Observation XVI

Paulin. *Gazette des hôpitaux*, 1884, p. 116.

Femme de 38 ans, sans antécédents pathologiques.

Depuis quinze jours, sans cause connue, sans traumatisme, sans avoir fait d'effort, elle éprouve des douleurs dans la région hypogastrique à droite. Elle a senti s'y développer une certaine dureté, et la grosseur a augmenté peu à peu.

La tumeur occupe la partie droite de la région sous-ombilicale. Elle fait corps, pour ainsi dire, avec la paroi abdominale, dans laquelle elle est comme enchâssée ; de forme ovalaire, elle est dirigée obliquement et parallèlement à l'arcade crurale ; dure à la périphérie et dans la plus grande partie de son étendue, la peau y est normale et glisse librement. Mais le centre de la peau est rosé, et il y a une certaine résistance. La douleur spontanée est très modérée. Elle est un peu plus vive à la pression et quand la malade tousse. Tout autour de la tumeur, la paroi abdominale est souple. Rien à droite. Bon état général.

Quatre jours après, ouverture de l'abcès. Le pus est épais, phlegmoneux, non odorant.

Il est bien évident qu'il s'agit là d'un phlegmon primitif, mais deux points sont encore dignes de remarque. D'abord l'étiologie est des plus obscures, et la marche de la maladie, surtout pendant la période de début, est intéressante.

Un mois après, la suppuration est tarie, mais il reste une induration large de six centimètres environ, et qui met quinze jours à se résoudre complètement.

### Observation XVII

Résumée *in* thèse Saussié.
Delcroizillers, *Gazette des hôpitaux*, 1892, p. 933.

La nommée P... L..., âgée de 6 ans, se présente à la consultation de M. Descroizilles, aux Enfants-Malades, le 21 novembre 1891. Elle vient consulter pour des douleurs vagues ressenties dans le flanc droit, avec irradiation dans tout l'abdomen.

L'enfant avait été très fatiguée le 14 juillet 1891 ; peut-être est-elle tombée ; peut-être en jouant a-t-elle reçu un coup.

Deux jours après, le 16 juillet, douleurs abdominales qui durent 24 heures. Dans les premiers jours de septembre, réapparition de douleurs pendant 48 heures. Au commencement de novembre, nouvelles douleurs avec vomissements. C'est alors que la malade entre à l'hôpital.

La paroi abdominale présente une tumeur lobée, s'étendant de l'ombilic, qu'elle dépasse très légèrement en haut et à gauche, jusque dans la partie moyenne du flanc droit.

La palpation fait sentir une intumescence rénitente, non fluctuante, sans aucun rapport avec la région hépatique. Ferme et mobile, la tumeur semble rouler sur la masse intestinale. Si, avec une main à la région ombilicale et l'autre à la région lombaire, on exerce quelques pressions, on a comme la sensation d'un corps dur, profond, qui vient choquer la première main. On dirait un gâteau d'anses intestinales, avec induration prononcée, surtout autour de l'ombilic. Pas d'inflammation ni d'empâtement. Le 25 novembre, on constate, autour de l'ombilic, une petite région (large comme une pièce de deux francs) rouge, plus douloureuse, empâtée, fluctuante. Le 26, ponction exploratrice par laquelle on ramène du pus. Le 28, incision avec issue de pus grumeleux et fétide.

En injectant la cavité, on voit que les téguments se boursouflent et que le liquide distend une poche formée, en arrière, par les muscles abdominaux, et en avant, par la peau. La poche s'affaisse quand le liquide sort.

Guérison en un mois.

### Observation XVIII

Quénu. *Annales et Mémoires de la Société de chirurgie*, 27 mai 1896.

L'induration et la marche lente du phlegmon tiennent à la formation d'une zone scléreuse excessive autour du point infecté. Elles s'observent spécialement dans les phlegmons de la nuque, mais cette forme d'inflammation n'est pas spéciale à la région cervicale. J'en ai, tout dernièrement, observé un exemple à la paroi abdominale, où des injections de sérum antistreptococcique avaient été faites, d'une façon répétée, contre un érysipèle chronique de la face. Toute la moitié droite de la paroi était convertie en un bloc dur, d'aspect néoplasique, sans changement de couleur à la peau.

Ce n'est qu'après plusieurs semaines qu'il se forma un point plus mou, sans rougeur à la peau. L'incision ne donna issue qu'à une cuillerée de pus siégeant derrière le grand oblique.

### Observation XIX

Reclus. *Revue de chirurgie*, 1896, p. 530.

J'ai suivi, avec mes collègues Bouilly, Faisans et Valéry Meunier, et vu opérer par Brun, un garçonnet de 15 ans qui, à la suite d'une appendicite, a vu apparaître, dans la fosse iliaque gauche, puis dans la région prévésicale, et enfin, dans la fosse iliaque droite, trois foyers inflammatoires d'évolution chronique et d'une dureté excessive. Le premier et le second ont été ouverts, et, avant d'arriver sur une petite collection purulente, grosse à peine comme un haricot, il avait fallu traverser un tissu lardacé, d'une épaisseur de plusieurs centimètres et comprenant le tissu cellulaire, les aponévroses, les muscles et le péritoine.

### Observation XX
(Reclus.)

Il s'agit d'un homme d'une quarantaine d'années, entré à l'hôpital Broussais pour un gonflement du cou. Toute la région antérieure de l'os hyoïde du sternum et du muscle mastoïdien droit, au muscle mastoïdien gauche, était comme blindée par une peau épaissie, d'un rouge vineux, qui formait une sorte de tumeur aplatie, mais limitée par des bords surélevés. Elle était d'une dureté ligneuse et telle, que je me demandai pendant plusieurs jours, s'il ne s'agissait pas d'un large squirrhe des téguments. La gêne était considérable, les mouvements de flexion, d'extension et de latéralité presque impossibles. Il n'y avait que peu de douleur spontanée ou provoquée ; à peine une souffrance sourde, sous une pression un peu vive, ni frisson, ni fièvre, et, pour expliquer l'apparition du mal, rien qu'une misère physiologique assez prononcée. La rougeur datait déjà de trois semaines ; au bout de quinze jours seulement, les téguments devinrent œdémateux, plusieurs foyers de suppuration apparurent, qui furent ouverts, et notre homme finit par guérir lentement.

### Observation XXI
(Reclus.)

C'est un homme de 50 ans, maigre, chétif, miné par l'alcoolisme et la misère, qui entre à l'hôpital pour une tuméfaction située dans la région cervicale. Il raconte que la plaque d'un rouge vineux, qu'il porte au-devant du cou, avait débuté dans la région sous-maxillaire, trois semaines auparavant, et s'était accrue peu à peu en causant plus de gêne que de douleur. Au moment de notre examen, elle a envahi la moité gauche du cou et forme une saillie à bords surélevés; la dureté en est excessive, et, pour ce cas, l'idée d'une tumeur maligne nous vint encore, d'autant plus que les tissus profonds semblaient envahis et que la respiration commençait à être difficile. La palpation la plus minutieuse ne me permit de reconnaître aucun point œdémateux, aucune partie fluctuante, la dureté ligneuse, semblable à celle du squirrhe, était partout la même. Le soir, vers 5 heures, le jour même de son entrée, des phénomènes asphyxiques survinrent et à 8 heures, le malade était emporté subitement par un œdème de la glotte. L'autopsie ne put en être pratiquée, par suite du refus formel de la famille.

## Observation XXII

(Reclus.)

Elle a trait à un octogénaire, chez lequel je fus appelé pour un gonflement indolore de la région susclaviculaire, envahie par une tuméfaction dure, par un épaississement considérable de la peau, d'un rouge vineux, d'une résistance de bois et limité, en arrière, par le trapèze, en avant, par la ligne médiane, en haut, par la région sous-maxillaire; le gonflement se termine par des bords saillants, sorte de bourrelets presque du volume du doigt, au delà desquels les téguments reprennent leur souplesse et leur coloration normales.

Le mal s'est développé lentement, sans souffrances, et occasionne plus de gêne que de douleur. La fièvre semble avoir fait défaut. Vers la cinquième semaine, un point œdémateux, puis fluctuant, se développe sur la partie inférieure; j'y pratique, au thermocautère, une tranchée profonde de quatre à cinq centimètres.

L'effet en est excellent. Les tissus se dégagent et la guérison survient après une longue période d'élimination et de réparation. Dans ce cas, pas plus que dans les précédents, l'examen bactériologique n'a été fait.

### Observation XXIII

Reclus. Obs. publiée par Batsère. Résumée.

A... W..., 59 ans, bijoutier. Peut-être a-t-il eu la syphilis? Deux sœurs mortes tuberculeuses. Au niveau d'un ganglion, survenu, il y a quatre ans, le long du sterno-mastoïdien, du côté gauche, s'est développée une tuméfaction, qui s'est accompagnée d'un peu de malaise et de chaleur locale. Les mouvements de la tête ne tardent pas à devenir limités; les mouvements de déglutition sont libres. Un mois après, le malade entre à l'hôpital. Au niveau de la région indiquée, on trouve une plaque rouge, surélevée, au-dessus des tissus environnants. Elle est d'une coloration rouge violacé. Sa dureté est ligneuse et donne la sensation d'un cancer en cuirasse. La résistance et la coloration s'arrêtent presque brusquement en formant un bourrelet assez marqué, mais plus sensible au toucher qu'à la vue. Il n'y a ni œdème, ni fluctuation. On pense à une tumeur maligne.

Cependant, en un point de la tuméfaction, la coloration devient plus sombre, plus violente, et en ce point, la fluctuation devient évidente. Incision de cet abcès. Trois jours après, nouvel abcès, nouvelle incision.

Au mois de juillet, ponction au bistouri et drainage. Alors, la consistance de la tumeur diminue. Les bords s'affaissent, les téguments s'assouplissent et la rougeur s'atténue.

Cependant, pendant un an encore, environ tous les mois, de petits abcès circonscrits se forment, qu'on incise au thermo. Une dernière incision faite au mois de mars 1894, avec le thermo, pénètre profondément. Elle est suivie d'un curage laborieux au milieu de tissus durs, résistant à la curette. Deux mois après, cette ouverture est cicatrisée et le malade sort de l'hôpital.

On le revoit au bout de dix mois. Le cou est plus gros du côté malade. La peau est fibreuse et d'une couleur blanc nacré. On constate qu'à la palpation, elle est adhérente dans toute la région primitivement atteinte. Les mouvements du cou ont perdu une partie de leur étendue. La santé générale est excellente, il est complètement guéri.

L'examen bactériologique du pus a été fait par M. Tixeron, élève du service. Il a préparé six lamelles, deux sont réservées pour les recherches par coloration simple, les quatre autres sont destinées à la double coloration. L'examen par la coloration simple, avec la solution aqueuse du bleu de méthylène, à froid, montre quelques diplocoques disséminés dans le champ microscopique et deux ou trois chaînettes du même diplocoque ; en somme, à cette première épreuve, on constate que le pus est peu chargé en micro-organismes. La double coloration ne révèle aucun bacille tuberculeux, mais la préparation est remplie de diplocoques disséminés ou en chaînettes, ou agglomérés. Quelques-uns sont inclus dans les leucocytes. Le pus renferme donc un micro-organisme difficilement colorable, propriété qu'il doit sans doute à une membrane d'enveloppe, qui se dissout par la chaleur et qui permet ainsi au bacille de devenir colorable. Ainsi, lorsqu'on prend deux lamelles chargées de pus et qu'on les frotte l'une contre l'autre, si on traite l'une par le bleu de méthylène concentré à froid, et l'autre par du bleu de méthylène très étendu, à chaud, on ne trouve que de rares diplocoques dans la première, tandis que la seconde en renferme un très grand nombre. Des ensemencements ont été faits sur gélatine, sur de l'agar-agar et dans du bouillon. Les cultures ont été lentes à se développer. Cependant, au troisième jour, le bouillon était légèrement trouble. Il s'était aussi développé quelques colonies sur la gélatine et dans l'agar-agar. Elles n'avaient nullement l'aspect des streptocoques, des staphylocoques et des diplocoques des suppurations ordinaires.

### Observation XXIV

Batsère. (Résumée.)

Le 30 octobre 1894, un employé d'octroi, H..., vient consulter M. Reclus, pour un gonflement du cou, qui l'empêche de boutonner sa tunique et gêne les mouvements de la déglutition. Le cou est volumineux à sa partie antérieure. Il semble diminué de hauteur et enfoncé entre les épaules. La tête est dans la rectitude parfaite et se remue sans douleur. La tuméfaction est limitée à la région prélaryngée. Elle empiète un peu plus à droite qu'à gauche. Elle est sans bosselures. Sa consistance est la même dans tous les points : elle est d'une dureté ligneuse. La peau a sa coloration normale. Elle glisse parfaitement sur la tumeur. Cependant, la tumeur est immobile : on ne peut la faire glisser, ni dans le sens vertical, ni dans le sens horizontal. Elle semble adhérer au sternum et aux clavicules.

Pas de fluctuation, pas de douleur à la pression, pas de chaleur locale, pas de fièvre.

M. Reclus diagnostiqua un phlegmon ligneux.

Le début de cette affection remonte à quatre mois. Le 29 juin 1894, il a commencé à ressentir un léger mal de gorge, sans fièvre, ni frisson. Cette douleur est allée en augmentant. Certains jours, au moment où le bol alimentaire solide arrivait dans l'arrière-gorge, le malade ressentait une vive douleur, qui l'obligeait à rejeter aussitôt tout son contenu buccal. Sa voix se voilait aussi parfois, pendant une demi-journée, puis redevenait claire. Six semaines après le début du mal de gorge, son cou s'est mis à grossir et à durcir d'une manière lente et progressive.

*1^er novembre.* — Un pansement humide autour du cou procure au malade un certain soulagement. Cependant, en un point, se forme un petit abcès : on l'incise.

*13 novembre.* — Un deuxième abcès s'ouvre à gauche du premier et donne issue à une très petite quantité de pus.

*23 novembre.* — Troisième abcès minuscule : on n'en retire qu'une goutte de pus. Cependant, la tuméfaction s'étend vers la partie supérieure et franchit le rebord du cartilage thyroïde, on ne le sent presque plus et on constate qu'il glisse moins facilement sous la peau.

Les jours suivants, un quatrième abcès se forme au niveau de la clavicule droite. Incision. Très peu de pus. Pendant l'opération, on voit que la tuméfaction suit les mouvements du larynx dans la déglutition. Pas de gêne à la respiration, mais toujours de la raucité de la voix et un peu de peine à avaler la salive.

*5 décembre.* — La rougeur descend plus bas au-devant du sternum. Les points incisés sont restés fistuleux. La tumeur est encore adhérente et immobile dans tous les sens. Les mouvements d'extension de la tête sont gênés à cause des adhérences au sternum et au larynx. La peau a toujours sa coloration rouge lie de vin. La dureté ligneuse est la même.

*26 janvier.*— Depuis la sortie du malade, deux nouveaux abcès se sont ouverts. Suintement purulent par les anciens trajets fistuleux. Deux ganglions durs et indolents. Toujours de l'enrouement, impossibilité de crier; douleur à la déglutition, amaigrissement (65 kilogrammes au lieu de 71).

*30 janvier.* — L'examen laryngoscopique fait par M. le D^r Luc, n'a révélé qu'une légère hypérémie de la corde vocale droite.

*8 février.* — Injection de 20 grammes de sérum antidiphtérique. Le lendemain, le malade déclare qu'il n'a pas ressenti, pendant la nuit, ces douleurs dont il se plaignait depuis si longtemps. La déglutition est plus facile. La peau présente une réaction inflammatoire, avec coloration plus intense que les jours précédents. Le lendemain et le surlendemain, injection de 10 grammes de sérum. Le cou est moins empâté, les muscles se dégagent ; on peut sentir les faisceaux antérieurs du sterno-mastoïdien droit. Le larynx, qui est encore englobé dans une masse dure, est cependant mobilisable de chaque côté. De plus, dans ses mouvements d'élévation, il n'est plus aussi solidement bridé par les adhérences ; il a un jeu plus libre. M. Reclus déclare à plusieurs reprises, que la masse indurée a nettement diminué de volume et nous conseille de recommencer nos injections.

*15 février.* — Un peu de sérosité claire sort d'un des orifices fistuleux ; les autres sont fermés et cicatrisés. Le malade va de mieux en mieux. Il a augmenté de poids : 800 grammes environ. Une nouvelle injection de sérum (20 grammes) est bien supportée. La souplesse des tissus s'affirme de plus en plus, la peau devient d'un rouge moins violent. Le malade déclare qu'il se trouve si amélioré que, dès que la rougeur aura disparu et que tous les abcès seront fermés, il quittera l'hôpital.

*4 mars.* — L'amélioration persiste dans les points où elle s'est montrée, mais il se fait une nouvelle poussée d'induration, au niveau des attaches claviculaires du sterno-mastoïdien droit. Le malade n'a rien senti de particulier en ces points-là ; c'est l'examen seul qui a révélé cet accroissement partiel de la tuméfaction. M. Reclus décide d'intervenir avec le thermocautère. Les jours suivants, cette induration disparaît d'une façon très notable, sans qu'on ait eu recours aux cautérisations, et l'état du malade redevient le même qu'avant cette nouvelle poussée.

Quelques jours après, le malade sort de l'hôpital, dans un état très satisfaisant.

## Observation XXV

Marsoo. Thèse de Paris, 1901.

P... Edouard, 25 ans, contremaître dans une fabrique de fer.

Nous ne relevons rien d'intéressant dans ses antécédents héréditaires.

Lui-même s'est toujours bien porté, sauf une fièvre typhoïde, qu'il eut à l'âge de 14 ans, et qui ne laissa aucune trace. Il jouissait d'une parfaite santé, lorsque, fin avril, à la suite d'un mouvement brusque du bras droit, il éprouva une douleur intense et une sorte de craquement dans la partie droite du cou; presque aussitôt après, sa tête prenait une attitude vicieuse, inclinée à droite, le visage tourné légèrement en haut et à gauche. Les mouvements, d'abord difficiles et accompagnés d'une atroce sensation de tiraillement, étaient, au bout de dix jours, absolument impossibles et la tête figée dans l'attitude du torticolis droit. La douleur, réveillée au début par les seuls mouvements, devient rapidement continue; peu intense pendant le jour, elle est lancinante pendant la nuit, elle siège derrière l'apophyse mastoïde droite, sans irradiations.

Dix jours exactement après le début de la douleur, alors qu'existait déjà la contracture du sterno-cléido-mastoïdien droit, le malade constata à la région rétro-mastoïdienne droite, l'apparition d'une plaque indurée, ayant une surface équivalente à une pièce de 5 francs, rouge et peu douloureuse à la pression.

Cette période initiale de l'évolution du mal est marquée par des troubles généraux assez intenses; le malade ne dort pas, il a perdu l'appétit et éprouve une céphalée en casque exacerbée pendant la nuit; un médecin appelé constate de la fièvre et prescrit le salicylate de soude.

L'apparition de la plaque d'induration est accompagnée

d'une rétrocession des signes fonctionnels; la douleur diminue et le malade peut, sans trop de difficultés, redresser sa tête.

Mais, vers le 6 mai, cinq jours après l'apparition de la surface ligneuse, quinze jours après le début de la maladie, tous les symptômes reparaissent, et cette fois plus intenses, forçant le malade à garder le lit. La plaque d'induration qui, au moment de l'amélioration passagère, ne s'était pas modifiée, grandit subitement, gagne, en bas, la clavicule, en avant, la ligne médiane, en arrière, toute la nuque. La région était douloureuse, un peu chaude, la teinte en était rouge vineux et un bourrelet circonscrivait très nettement les limites du mal. La tête, à cette période, était si fortement inclinée, que l'oreille touchait l'épaule droite. Cependant, la mastication et la déglutition n'étaient nullement gênées et il n'existait pas de modification appréciable de la voix.

Vers le 10 mai, le malade s'aperçut que la surface indurée, lisse jusqu'alors, se modifiait et offrait trois légères bosselures superposées et séparées par des dépressions, la consistance, au niveau des parties saillantes et rentrantes, était exactement la même. Dès que ces bosselures se furent montrées, la douleur cessa complètement. Cet état de choses persiste jusqu'au 15 juin, époque à laquelle le malade, inquiété par la longue durée de l'affection et l'impossibilité de mouvoir la tête, va consulter à Saint-Antoine.

On voit donc que la maladie, jusqu'au 15 juin, a présenté plusieurs phases distinctes : une première période caractérisée par l'attitude vicieuse, de la douleur et des phénomènes généraux assez intenses.

Une seconde période : apparition de la plaque et atténuation des phénomènes généraux.

Un troisième stade : développement de la plaque et redoublement des phénomènes généraux.

Une quatrième période : formation des bosselures et disparition de la douleur.

La douleur a donc disparu au moment où la plaque et les bosselures se montraient.

A l'hôpital Saint-Antoine, le Dr Picou pratique, le 15 juin, dans la partie la plus déclive de la tumeur, à quelques centimètres au-dessus de la partie moyenne de la clavicule, une incision linéaire de trois centimètres environ, qui ne donne issue qu'à du sang.

Le 22 juin, le malade vient à l'hôpital Laënnec consulter M. Reclus.

C'est un homme pâle, amaigri, de taille moyenne, mais musclé. Sa tête est inclinée à droite, avec légère rotation du côté opposé.

Sur la partie latérale droite du cou, descendant jusqu'à la clavicule, se perdant en haut, dans le cuir chevelu, atteignant, en avant et en arrière, la ligne médiane, on observe une coloration rouge des téguments ; trois légères bosselures superposées de haut en bas, et d'arrière en avant, séparées par deux sillons, séparent la peau. La coloration rouge semble un peu plus accentuée au niveau des parties saillantes ; elle devient rouge vineux au niveau de l'incision faite par M. Picou, elle est plus vive en arrière et un peu au-dessous de l'apophyse mastoïde. Elle va, s'atténuant progressivement, vers les parties périphériques et, à la vue, il n'existe pas de ligne de démarcation nette entre les parties malades et les parties saines.

A la palpation, on constate une dureté ligneuse de toute la région, dureté qui reste la même au niveau des parties saillantes et déprimées, au niveau des points rouge vineux et rouge vif, au centre et à la périphérie. La pression du doigt ne modifie nullement la coloration. La peau n'est pas mobilisable sur les plans profonds. Mieux que par la vue, on arrive, par le doigt, à limiter la plaque indurée ; en avant, on sent un rebord très net, très régulier, descendant du sommet de la mastoïde vers l'extrémité interne de la clavicule, suivant la direction du sterno-mastoïdien ; en bas, la consistance ligneuse atteint la clavicule, qu'elle suit jusqu'à sa partie moyenne; de ce point, on peut suivre la limite de la zone indurée, qui se dirige obliquement, en arrière et en haut, pour arriver sur la ligne médiane de la nuque, à quatre travers de doigt au-dessus de la saillie de l'apophyse épineuse de la septième vertèbre cervicale. Il est plus difficile de continuer cette délimitation à la partie supérieure, au niveau du cuir chevelu, l'induration devenant plus délicate à apprécier; cependant, d'une manière approximative, la limite est marquée par une ligne, allant de l'apophyse mastoïde à la protubérance occipitale externe. Le bourrelet n'est très net qu'en avant et en bas, mais avec un peu d'attention, on le retrouve en arrière et en haut.

Cette palpation est peu douloureuse, sauf au niveau de la mastoïde. Du reste, le malade ne ressent plus de douleur spontanée. Son état général s'est beaucoup amélioré et il a pu reprendre son travail.

*4 juillet.* — La contracture a notablement diminué et il est possible au malade d'incliner la tête. La teinte rouge vineux semble s'être accentuée en avant et en bas. L'induration n'atteint plus, en arrière, la ligne médiane. Mais les parties indurées ont gardé leur consistance primitive.

*8 juillet.* — La teinte rouge vineux s'est accentuée dans la région susclaviculaire, qui est légèrement douloureuse à la pression. Le malade se plaint de céphalée. Les mouvements de la tête sont plus faciles.

*22 juillet.* — L'induration n'est plus localisée que dans la région susclaviculaire. L'attitude vicieuse a complètement disparu et les mouvements de la tête se font avec la plus grande facilité.

*27 juillet.* — Il ne reste, dans la région antéro-latérale du cou, qu'une légère perte de l'élasticité de la peau et la cicatrice rougeâtre de l'incision.

*1er août.* — Les téguments sont redevenus normaux. Mais le malade vient consulter pour un furoncle apparu sur la région dorsale du pied gauche. Incision ; élimination d'un bourbillon caractéristique, de petites dimensions.

*8 août.* — La cicatrisation du furoncle s'est effectuée. Le malade est revu le 15 octobre. La guérison s'est maintenue et les tissus sont absolument souples au niveau du phlegmon guéri.

*Examen bactériologique.* — Cet examen fut pratiqué au mois de juin par M. Simon. Il incisa, après les précautions antiseptiques habituelles, les couches superficielles, puis, entre les lèvres de l'incision, c'est-à-dire en milieu aseptique, il piqua une pipette avec laquelle il retira quelques gouttes de liquide seulement. Mises en culture sur bouillon, elles donnèrent quelques rares colonies de staphylocoque doré.

## Observation XXVI

Krause. Ob. résumée, *in* thèse Marsoo.

Femme de 35 ans. La malade déclare qu'elle a remarqué, quelque temps auparavant, une petite grosseur sous son menton. Elle n'a d'ailleurs éprouvé ni frisson, ni fièvre ; la grosseur était tout à fait indolore. Mais elle s'étendit progressivement en bas et à droite.

Dans la nuit du 4 au 5 décembre, la malade se réveilla, en proie à une dyspnée extraordinaire, qui l'obligea à se lever. Elle éprouva une légère amélioration après des vomissements provoqués. Rien à l'examen laryngoscopique.

L'examen général montra : malade très vigoureuse, obèse et bien nourrie. Jamais elle n'a eu de maladie sérieuse ; elle a eu dix enfants. Apyrexie ; pouls 96. Rien aux viscères. La malade se plaint de fortes douleurs en avalant. Les aliments solides ne passent pas et l'ingestion des liquides se fait difficilement. La tumeur du cou s'étend, en bas, jusq'au bord supérieur du sternum et la face supérieure de la clavicule droite, en haut, elle atteint le bord inférieur du maxillaire inférieur; elle est dure et elle ressemble à une cuirasse. Les bords en sont surélevés et se séparent nettement de la peau saine environnante. La peau est rouge, non œdémateuse, indolore, même sous une forte pression des doigts. On ne trouve nulle part de la fluctuation. Les mouvements de la tête sont un peu gênés; rien au larynx. Ni le maxillaire, ni les ganglions ne sont tuméfiés.

Au bout de quelques jours, l'abcès au-dessus du sternum est incisé : 10 cc. de pus, l'incision était très profonde. Le lendemain, la malade allait mieux. La plaie guérit rapidement. La consistance de la tumeur diminue lentement et le 15 janvier, la cicatrisation était complète; du côté droit du cou, la tuméfaction disparut lentement après bien des jours.

Le pus fut cultivé sur agar et gélatine : résultats négatifs.

### Observation XXVII

Kouyoumdjian. Thèse de Paris, 1903. Résumée.

L... E..., âgé de 27 ans, opticien, entre à l'hôpital le 7 avril 1902, salle Saint-Landry, dans le service de M. Marion, pour une tuméfaction du cou.

A la fin février 1902 : névralgie dentaire, extraction d'une dent cariée (première grosse molaire inférieure droite); la tuméfaction a commencé dans la région sous-maxillaire, sous la dent malade, puis s'est peu à peu étendue. Cette masse, dit le malade, était dure, adhérente aux plans profonds, immobile, et la peau, qui avait sa coloration normale, ne glissait pas aussi facilement sur la tumeur. Pas de troubles fonctionnels, ni généraux. Ni dysphagie, ni dyspnée.

*Etat actuel.* — Inspection : cou et face énormément tuméfiés du côté droit; la joue est gonflée, la paupière inférieure, de coloration jaunâtre, fait une saillie arrondie et ferme complètement l'œil droit. La région parotidienne repousse, en haut, le lobule de l'oreille, la saillie de la pomme d'Adam n'est plus apparente.

La tuméfaction a, dans son ensemble, la forme d'un quadrilatère irrégulier, à bord postérieur se rapprochant de la ligne des apophyses épineuses ; à bord antérieur descendant sur le bord droit du nez et sur la ligne médiane du cou ; le bord inférieur sensiblement confondu avec la clavicule ; le bord supérieur arrivant à la conque et passant par l'axe transversal de l'œil droit.

La peau présente une coloration violacée au centre de la tumeur.

L'attitude du malade est telle qu'il regarde en avant et un peu à gauche, la tête étant légèrement fléchie et inclinée vers l'épaule gauche.

Palpation: consistance extrêmement dure, ligneuse, non élastique. Le plastron, qui blinde les organes profonds, est de consistance homogène, de surface régulière, sans bosselures ni dépressions. Il a, au toucher, des limites nettes. Pas de points fluctuants. La peau, qui paraît épaissie, est peu mobile et très tendue ; elle est un peu plus chaude que du côté gauche.

Signes fonctionnels: très peu accentués. Pas de douleur, pas de dyspnée, pas de dysphagie ni de trouble de la phonation. Quelque gêne dans les mouvements de la tête.

Pansements humides pour amener la résolution. Celle-ci ne se produit pas. Il y a, au contraire, augmentation légère du phlegmon en surface.

Alors, l'intervention est décidée. Elle consiste en incisions multiples (cinq) et profondes, par où s'écoule du sang et de la sérosité, pas de pus. Bon drainage. Les jours suivants, pansements humides ; par les drains, irrigations à l'eau oxygénée faible.

L'examen bactériologique fut négatif.

*14 avril.* — La tuméfaction a augmenté de volume.

M. Marion propose au malade une autre intervention. Il refuse et quitte l'hôpital.

On continue à observer le malade chez lui.

*9 mai.* — La tuméfaction est énorme, elle a gagné le cou et la face presque tout entière. Respiration gênée ; il ronfle énormément la nuit et a du délire. Face congestionnée, bras droit paralysé et œdématié. Déglutition difficile. Etat général mauvais: fièvre. Teinte subictérique.

*20 mai.* — Grande surprise. La tuméfaction est réduite de moitié. On nous raconte que les points fluctuants et les cicatrices de l'intervention du 9 avril sont ouverts et il s'est écoulé une quantité énorme de liquide jaune et du pus.

*7 juillet.* — Nous trouvons le malade dans le même état que le 9 mai. C'est-à-dire la face et le cou tout entier tuméfiés, dysphagie, dyspnée, délire, fièvre, teinte subictérique. Nous expliquons à la famille que la cause de la rechute est la fermeture des cicatrices et nous leur proposons encore une fois l'intervention. On refuse de nouveau.

*10 juillet.* — Le malade succombe, vers 5 heures du matin, par l'asphyxie.

## Observation XXVIII

Kouyoumdjian. Thèse de Paris, 1903.

F..., âgé de 44 ans, infirmier. Entre à l'hôpital, Hôtel-Dieu, salle Saint-Landry, le 2 avril 1902, dans le service de M. Marion, pour une tuméfaction du cou, survenue en quelques jours, avec un peu de douleur.

*Antécédents héréditaires.* — Rien de spécial.

*Antécédents personnels.* — Exostose non spécifique sur le tibia gauche, vers l'âge de 25 ans, qui est disparue sans traitement. Il y a quatre ans (à l'âge de 40 ans), sinusite suppurée du maxillaire supérieur du côté droit ; le malade est opéré (trépanation canine), après extraction simultanée de quatorze dents. La plaie de la fosse canine s'est cicatrisée sans fistule.

*Début.* — Il y a quinze jours, le malade dit avoir été exposé, dans la soirée de dimanche, à un courant d'air froid et avoir ressenti de violents frissons. Le lundi, au réveil, le côté droit du cou était tuméfié et douloureux. Le malade, après quinze jours, vient à l'hôpital.

*Etat actuel.* — Inspection: Le malade a la tête déviée du côté gauche et fixée dans cette attitude avec une légère rotation de ce côté. Dans la région latérale droite du cou, on constate une tuméfaction rougeâtre, commençant, en haut, à la pointe de l'apophyse mastoïde, se terminant en avant, au niveau de la partie moyenne du cartilage thyroïde, et dirigée obliquement en bas et en dedans, pour atteindre la région claviculaire; en arrière, elle touche le bord antérieure du trapèze. Elle est deux fois plus large que la saillie du sterno-mastoïdien, visible au-dessous de la tuméfaction. La peau est rouge, œdématiée, pas d'éraillures, pas d'ulcération.

Pas de troubles pupillaires, ni de congestion céphalique sur le territoire lymphatique afférent; pas de plaie. Muqueuses buccale et linguale saines; pharynx normal.

Palpation: Elle confirme la forme de la tuméfaction appréciée par la vue, ainsi que ses limites; celles-ci sont nettes. La surface de la tuméfaction est régulière; la consistance très dure, résistante et homogène; pas de points fluctuants. Le doigt détermine sur la peau rougeâtre une empreinte blanche passagère; la peau est mobile sur la tumeur, mais un peu moins que normalement, à cause de sa tension.

La tuméfaction est un peu mobile sur les parties profondes, mais immobilisée par la contraction du sterno-cléido-mastoïdien.

La palpation ne révèle pas d'engorgements ganglionnaires voisins.

Les symptômes fonctionnels et généraux, bien accentués

au début, le sont moins actuellement. Les douleurs des premiers jours sont calmées et sont presque nulles; il n'existe qu'une gêne dans les mouvements de la tête.

La palpation même est très peu douloureuse.

Le malade a eu, au début, 38°7.

Actuellement, la température est normale; état général très bon; pas de dysphagie, pas de dyspnée.

Examen des urines, rien de particulier.

*Traitement.* — Pansement humide.

Les jours suivants, disparition de la douleur, de la gêne. Sommeil calme, température normale. Diminution notable de la tuméfaction, ainsi que de la rougeur et de la chaleur, mais la consistance reste toujours la même.

*20 avril.* — Le malade sort de l'hôpital portant au cou une tuméfaction amoindrie, mais tout aussi dure; avec absence complète de symptômes généraux et fonctionnels quelconques et reprend son travail.

*20 juin.* — Nous avons vu le malade guéri complètement. Il nous raconte que la tuméfaction a guéri petit à petit.

### Observation XXIX

Kousketzoff. Résumée, *in* thèse Marsoo.

Le malade est un vieillard de 67 ans, qui, à la suite d'une angine, vit se développer, sur le côté droit du cou, une tumeur de consistance ligneuse. Au bout de plusieurs semaines, certains points de la tuméfaction devinrent confluents et donnèrent issue à du sang mêlé à quelques grumeaux de pus où l'on retrouve quelques streptocoques à virulence très atténuée.

### Observation XXX

Orloff. Résumée, *in* thèse Marsoo.

Jeune fille de 14 ans, présentant une tuméfaction dure sur toute une moitié du cou, ayant débuté derrière l'oreille, en janvier 1897. Malgré l'emploi de KI, la tumeur continue à augmenter, elle s'ulcère en octobre et donne un pus dépourvu de toute granulation. Traitement par l'incision et excision, les tissus paraissent blanchâtres au niveau de la plaie. Cicatrisation et guérison rapide. Au microscope, on trouve de la prolifération du tissu conjonctif à la périphérie du morceau excisé ; le centre en paraît un peu nécrosé. Au point de vue bactériologique, quelques cocci.

### Observation XXXI

Orloff. Résumée, *in* thèse Marsoo.

Homme, 50 ans, qui, dix-huit ans auparavant, avait présenté, au niveau des épaules, des ulcérations dont la nature n'a pu être déterminée et qui mirent trois ans avant de se cicatriser. Le début de la tuméfaction remonte à deux ans ; accroissement lent et indolore. Trois mois avant l'entrée dans la clinique, le malade eut, au niveau de l'insertion inférieure du sterno-mastoïdien droit, un abcès qu'on ouvrit et duquel s'écoula une grande quantité de pus. Ultérieurement, accroissement rapide de la tumeur, allant même jusqu'à causer quelques difficultés à la déglutition. Actuellement, la tumeur occupe presque toute la moitié gauche du cou, s'étendant, en hauteur, depuis la clavicule jusqu'à une ligne horizontale passant par les lobules de l'oreille, et en largeur, depuis les apophyses épineuses cervicales, jusqu'au delà de la ligne médiane, en avant. Très dure vers le centre, plus molle à la périphérie. Une fistule marque la place de l'ancien abcès ouvert, et sécrète un liquide purulent. Au microscope, quelques cocci. Pas d'actinomycose.

Incision, cautérisation, iode à l'intérieur. L'accroissement de la tumeur a été complètement arrêté.

## CONCLUSIONS

I. — Le phlegmon ligneux de Reclus est une variété d'inflammation chronique dont on possède aujourd'hui un assez grand nombre d'observations.

II. — Il a deux régions de prédilection : le cou et l'abdomen.

III. — Au cou, il survient souvent après une angine et à l'abdomen il est souvent occasionné par l'introduction chirurgicale ou spontanée d'un corps étranger dans les tissus ; mais très souvent aussi il se développe sans cause apparente.

IV. — Il se développe aussi bien sur des sujets sains et robustes que sur des organismes affaiblis et usés.

Il n'est pas dû à un germe spécifique; on y a rencontré tous les microbes ordinaires de la suppuration.

Dire que ces germes pathogènes sont de virulence atténuée, c'est constater la chronicité et la torpidité de ces phlegmons, mais cela n'explique pas pourquoi ces germes peu virulents produisent une inflammation chronique si spéciale.

Il ne semble pas qu'il faille attribuer à la syphilis une action déterminante directe, comme le voulait M. Tillaux.

V. — Le phlegmon ligneux est caractérisé par une tuméfaction ligneuse limitée par un bourrelet saillant, surtout appréciable au toucher. Son évolution est remarquable par son extrême lenteur; elle se chiffre non seulement par mois, mais par années. Il ne s'accompagne ordinairement ni de phénomènes généraux, ni de phénomènes fonctionnels. Il donne lieu à un moment donné à des trajets fistuleux, s'ouvrant à l'extérieur et pouvant persister indéfiniment.

VI. — Au cou, ces fistules d'où suinte un liquide purulent, peuvent, lorsqu'elles siègent à la base du cou, faire songer à des lésions osseuses du squelette thoracique.

VII. — La marche du phlegmon ligneux et le maintien du bon état général empêcheront de le confondre avec une tumeur maligne.

Son évolution est la même que celle de l'actinomycose, la présence des grains jaunes tranchera le diagnostic dans les cas douteux.

VIII. — Au point de vue anatomo-pathologique, le phlegmon ligneux est constitué par des tissus durs, lardacés, criant sous le couteau, d'apparence sarcomateuse, creusés çà et là de poches purulentes irrégulières.

IX. — Le pronostic est, en général, bénin.

X. — Le traitement consistera en larges incisions suivies de drainage.

---

# BIBLIOGRAPHIE


BATSÈRE. — Phlegmon ligneux du cou. (Thèse de Paris, 1895.)

BOINET. — Union Médicale, 1876, p. 816.

BORELLO. — Thèse de Paris, 1878.

CHANTEMESSE. — Gazette des Hôpitaux, 1883, p. 794.

CHASSAIGNAC. — Abcès profonds. (Traité pratique de la suppuration et du drainage chirurgical, 1859, t. II, p. 239.)

CLENET. — Thèse de Paris, 1897.

CORNELOUP. — Phlegmon ligneux de la base du ligament large. (Thèse de Lyon, 1905-1906.)

LE DENTU et DELBET. — Phlegmon chronique de Reclus. (Traité de chirurgie clinique et opératoire, 1898, t. VI, p. 715.)

LE DENTU et DELBET. — Plegmon ligneux. (Traité de chirurgie, 1907, tome I.)

DESCROIZILLES. — Gazette des Hôpitaux, 1892, p. 933.

DUPLAY. — Bulletin Médical, 1893, n° 1.

DUPLAY et RECLUS. — Traité de chirurgie.

GÉRARD — Gazette des Hôpitaux, 1897, p. 877-882.

GOSSELIN. — Clinique chirurgicale de la Charité, t. II, leçon 48.

JEANBRAU. — Nouveau Montpellier médical, 2e série, X, p. 793.

KIRMISSON. — Article phlegmon du Dictionnaire encyclopédique des sciences médicales, Paris, 1887.

KOUMETZOFF. — On ligneous phlegmon of the neck. (Laitop russk. Chir. St-Pétersb., 1898, III, 547-560.)

KOUYOUMDJIAN. — Thèse de Paris, 1902-1903.

KRAUSE. — Centralblatt für chirurgie, 1899, n° 17, p. 506.

LEJARS. — Le phlegmon ligneux. (Semaine Médicale, 1er février 1905, p. 52.)

LUCAS-CHAMPIONNIÈRES. — Journal de médecine et de chirurgie pratiques, 10 avril 1902.

Marion. — Archives générales de médecine, 1903, n° 4, p. 217-225.

Marsoo. — Thèse de Paris, 1901.

Muller et Desgouttes. — Lyon Médical, 1907, n° 17.

Orloff. — On chronic cervical phlegmons. (Khirurgia Mosk., 1898, IV, p. 232-239.)

Paulin. — Gazette des Hôpitaux, 1884, p. 116.

Peyrot. — Gazette des Hôpitaux, 1883, p. 1017.

Poisson. — Contribution à l'étude du phlegmon de la paroi abdominale antérieure. (Thèse de Paris, 1877.)

Poncet. — Discussion sur le phlegmon ligneux du cou. (Bulletin de la Société de chirurgie, 1896.)

Poncet et Bérard. — Traité clinique de l'actinomycose humaine.

Quénu. — Annales et mémoires de la chirurgie, 27 mai 1896.

Reclus. — Des phlegmons ligneux de la région cervicale. (Gazette des Hôpitaux, 1893, t. LXVI, p. 833-835.) — Sur une nouvelle variété de phlegmon ligneux du cou. (Médecine moderne, 1893, p. 914.) — Phlegmon ligneux du cou. (Revue de chirurgie, 1896, XVI, p. 522-531.) — Cliniques chirurgicales de la Piété, 1894, p. 140-149.

Reynier. — Annales et mémoires de la Société de chirurgie, 23 mai 1896.

Rigal. — Gazette des Hôpitaux, 1883, p. 794.

Roguetta. — Du phlegmon large du cou et de son traitement. (Bulletin général de thérapeutique médicale et chirurgicale, 1833, IV, p. 271.)

Saussié. — Le phlegmon ligneux de la paroi abdominale. (Thèse de Paris, 1903.)

Sourris. — Contribution à l'histoire des inflammations phlegmoneuses du cou. (Recueil de mém. de méd. militaire, 1878, XXXIV, p. 96-607.)

Tillaux. — Traité de chirurgie classique.

Trélat. — Journal de médecine et de chirurgie pratiques, Paris 1882, p. 156-158.

Van Stokum (Rotterdam). — Sur le phlegmon ligneux. (Revue de chirurgie, 1899, n° 2, p. 562.) — Congrès français de chirurgie du 16 au 21 octobre 1899.

Wedrychowski. — Contribution à l'étude des abcès de la paroi abdominale antérieure. (Thèse de Paris, 1879.)

8261 Imp. Réunies - Lyon

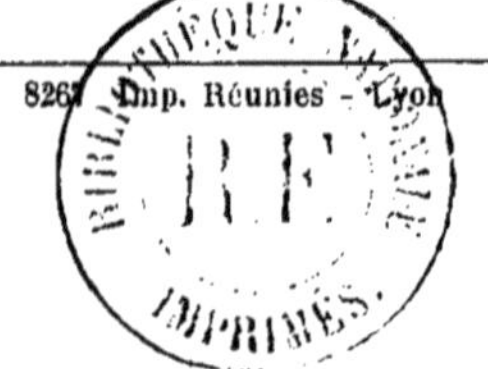

www.ingramcontent.com/pod-product-compliance
Ingram Content Group UK Ltd.
Pitfield, Milton Keynes, MK11 3LW, UK
UKHW020930180726
13838UKWH00002B/856

9 782329 115740